新 子どもの腎炎・ネフローゼ

正しい理解が希望をはぐくむ

伊藤 秀一 編
横浜市立大学大学院医学研究科
発生成育小児医療学 主任教授

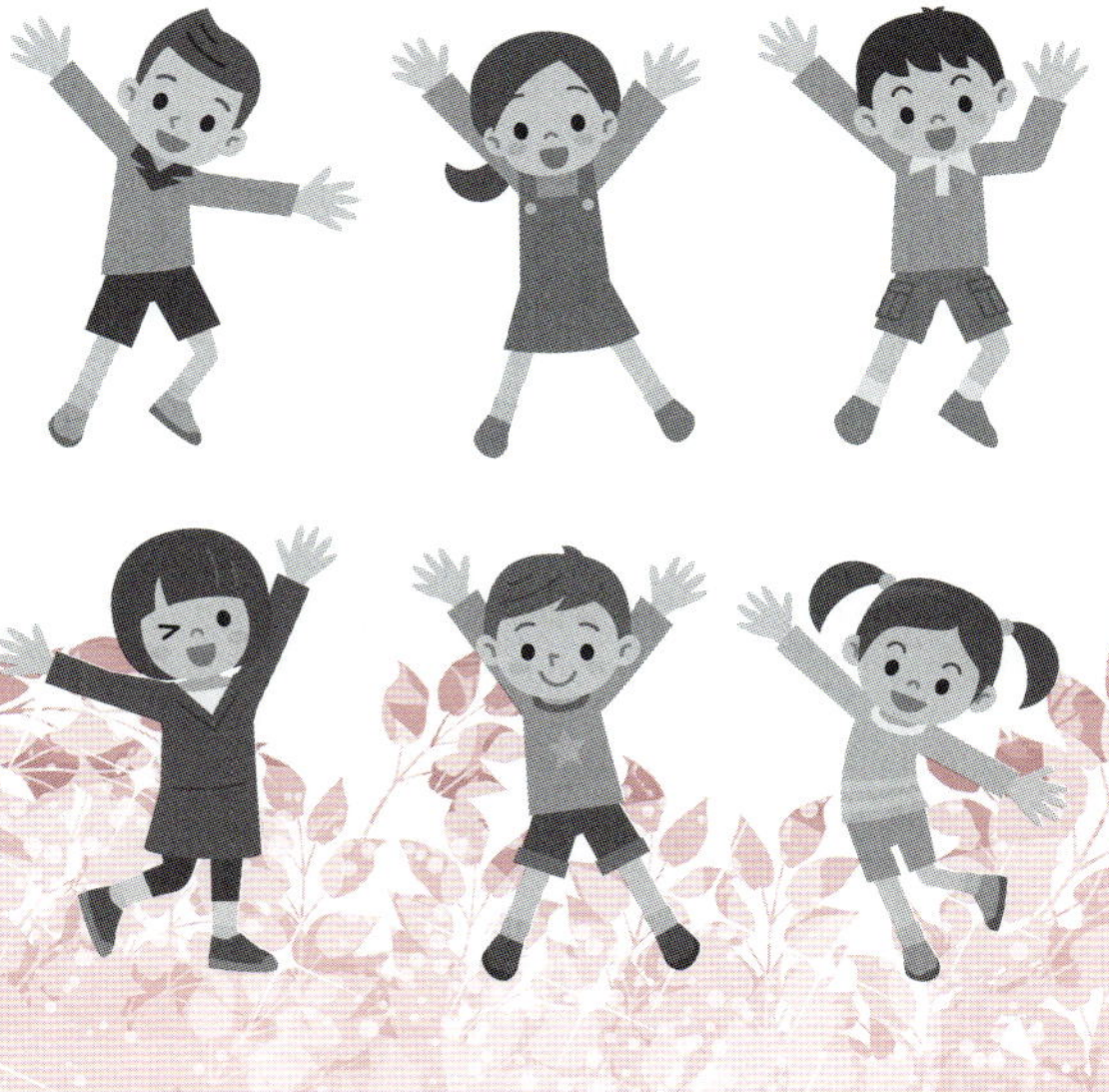

東京医学社

執筆者一覧（執筆順）

伊藤　秀一　横浜市立大学大学院医学研究科 発生成育小児医療学 主任教授
小椋　雅夫　国立成育医療研究センター 腎臓・リウマチ・膠原病科
藤丸　拓也　東京医科歯科大学大学院医歯学総合研究科 腎臓内科学
石川　智朗　奈良県立医科大学 小児科
佐藤　　舞　国立成育医療研究センター 腎臓・リウマチ・膠原病科
亀井　宏一　国立成育医療研究センター 腎臓・リウマチ・膠原病科
舟橋　敬一　埼玉県立小児医療センター 精神科 科長
宇田川智宏　東京医科歯科大学大学院 発生発達病態学
杉野　貴明　東京「腎炎・ネフローゼ児」を守る会
佐藤三千子　東京「腎炎・ネフローゼ児」を守る会 副会長

目　次

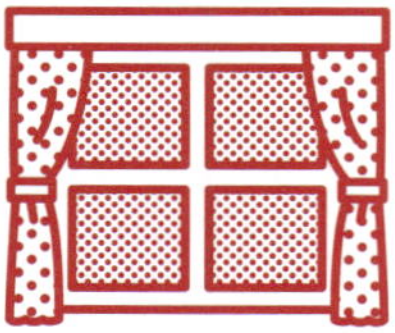

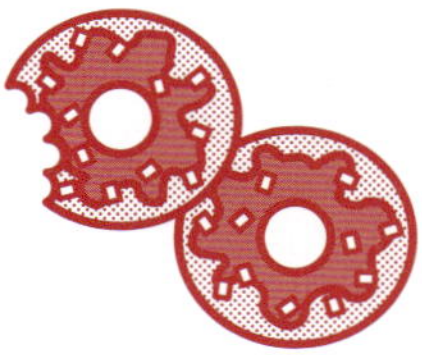

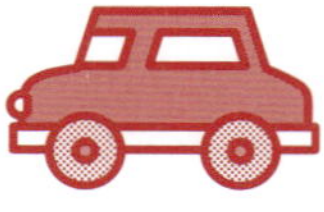

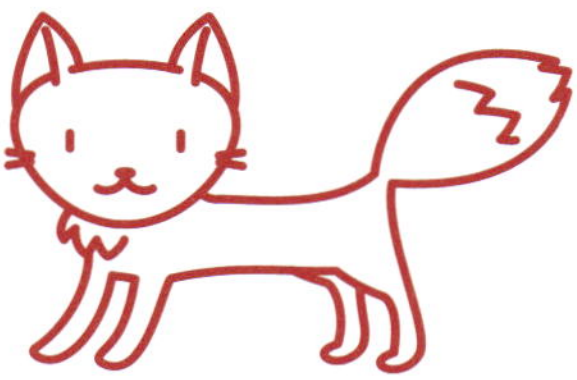

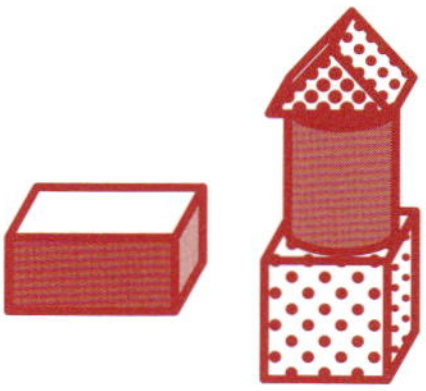

★イラストは、しりとりになっています。
ゼロ→ろうそく→くるま→まど→ドーナツ→つみき→きつね→ねこ→ことり

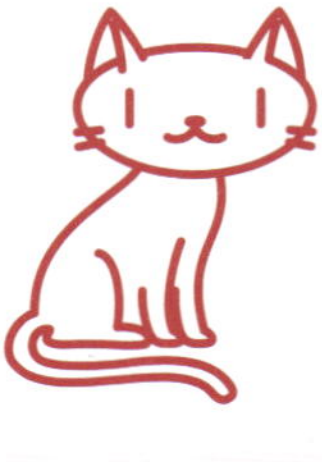

序章

慢性疾患のお子さんと保護者の方へのメッセージ

伊藤秀一

はじめまして。私は小児科医で、特に腎臓病とリウマチ疾患のお子さんを専門に診療しています。本書は、以前『こどもの腎炎・ネフローゼ』というタイトルで別の出版社から販売されていた本を、医療の進歩に合わせて新たに改訂し、皆様にお届けするものです。腎臓の病気で困っている保護者の皆さんや、本書が理解できる年齢のお子さんたちに向けて書かれています。医学用語は難しいという方がほとんどでしょうから、なるべく平易で理解しやすい表現を心がけました。皆さんは、様々な想いで、本書を手に取られたのだと思います。本書が、何かのお役に立てるのであれば、嬉しく思います。

保護者の方はみな、自分の子どもが健やかに育ってほしいと強く願っています。しかし、思いもよらず自分の子が重い病気になってしまうこともあり、しばしば人生は予測不可能で理不尽です。なぜ自分の子に限って……、何が原因だったのだろう……と悩むこともあるでしょう。そんなとき、インターネットなどに情報を求める人も多いのですが、専門家自身がわかりやすい言葉で書いた、正しい医学情報を提供しているウェブサイトは、極めて少ないのが現実です。

実は、腎臓病のような専門的知識を必要とする病気の治療法や管理法に関する理解度は、専門医と一般小児科医の間でも大きな差があります。実際、腎臓病の患者さんを診る機会の少ない一般小児科医の先生方は、運動や食事の不必要な制限を子どもに強いてしまうこともあります。本書では、腎臓のしくみ、子どもの腎臓病のこと、正しい治療法、日常生活での適切な管理などについて、小児腎臓病の専門医がわかりやすい言葉で解説します。本書を参考に、知識を深めていただければ幸いです。その前に、慢性の病気の子どもを持つ保護者として、ぜひ知っておいてほしいことがいくつかありますので、お読みください。

① 正しい知識を得ることの大切さ

「正しい知識を得て、それに基づいて正しく行動すること」は、すべての物事の基本です。特に身体に関することは、誤った判断をすると命に関わる場合もあり、正しい知識や行動が重要であることは言うまでもありません。さらに、子どもの病気について学ぶことは、保護者としての義務であり、大切な子どもへの愛情表現です。

人間は知らないことに、不安を感じる生き物です。高度に進化した人間の脳は、不安をもとに想像力のエンジンを働かせます。私たち人類が生き延びて繁栄できた理由は、想像力を持ち合わせていたからです。人類は想像力を働かせ、知恵を総動員し、人間よりはるかに強く大きい野生動物から身を守り、現代まで生き延びてきました。しかし、想像力は正しい知識がないと暴走します。小さい頃、怖いおばけの話を聞いた後、夜中にトイレに行けなくなった経験が皆さんにもおありでしょう。でも大人になれば、同じ状況でもトイレに行けます。正しい知識は不安を抑え、正しい行動と判断をもたらします。

では、皆さんはどのように正しい知識を手に入れていますか。医療関係の仕事をされている方であれば、医学書を読む、医学文献を調べる、知り合いの専門家に聞く、などの手段で正しい知識を手に入れることができます。しかし、専門用語も多く、医学的知識がない一般の方には難しいのが現実です。皆さんが最も利用しやすいインターネットなどの情報媒体は、たくさんの情報を手に入れることができますが、それが事実かを判断することが困難で、かえって不安を増長させることも少なくありません。また、私たちの脳は、よく理解できない部分を飛ばして、わかりやすい部分だけを集めて、物事を都合よく解釈してしまいがちです。

病気や治療などについて、わからないことや心配なことがあるときには、担当医に説明してもらうのが一番良い方法であることは言うまでもありません。しかし、残念なことに、常にわかりやすい説明をしてくれるとは限りません。小児科医は基本的には気さくで優しい人が多いのですが、忙しすぎて説明が不十分であったり、なかには質問しにくい雰囲気の先生もいるかもしれません。確かに、患者さんや保護者の方は、自分の病気と治療について知る権利があり、医師には説明する義務があります。しかし、私はより良い医療を受ける工夫として、病気と治療について、知る権利と同時に学ぶ義務があると思います。

病気と治療について学ぶべき一つ目の理由は、先にも触れましたが、正しい知識を得ることで、病気に対して冷静に向き合うことができるようになり、心配や不安が減ります。保護者の不安は、子どもに大きく影響します。保護者の気持ちが安定すると子どもの気持ちも安定します。また、保護者が子どもの病気について学ぼうと一生懸命努力する様子は、子どもには、かけがえのない愛情として映ります。二つ目は、子どもの病気についてよく学んでいる保護者には、医師の側からも詳しい説明をしやすくなります。そして、皆さんの病気や治療への理解が深まれば、医師の説明もより一層理解しやすくなります。三つ目は、子どもの学校や日常生活の管理や手助けが適切にできるようになります。さらに、保護者自らが、病気や治療の必要性を子どもに説明できることは、彼らが自律的に自分の病気を管理する能力を獲得するうえでとても役立ちます。

病気や治療について学ぶ以外に、血液や尿などの検査結果の解釈について学ぶことも大切です。検査は、病気の状態を数値や画像などの客観的な方法で表します。実際、私たちでも自分の体に異常があると、なまじっか医学的知識があるために「もしかして、自分は悪い病気ではないだろうか？」と不安になり、検査をして客観的な結果を見て、ようやく安心することも多いのです。

いずれにせよ、病気や治療について疑問があれば、遠慮せずに聞く姿勢が大切です。知らないことをそのままにしておくと、不安の種は芽を出し、不安の樹になり、たくさんの不安の実がなり、やがて不安の森になります。そのため、私は患者さんや親御さんに「病気について親子で勉強してください。知ることが不安を減らす最も有効な方法です」と言い続けているのです。

② 病気の受容

私たちは、病気を診断し、それを患者さんに伝えます。その際、必ずと言ってよいほど、保護者の方々から「なぜこの病気になったのでしょう」とか「何がいけなかったのでしょう」と聞かれます。しかし、ほとんどの場合、「皆さんが同じ質問をされますが、残念ながら、原因はわかりません」と答えざるを得ません。インフルエンザなどの感染症や生まれつきの遺伝性の病気以外は、病気になった原因はわからないことがほとんどです。実際、この本に記載したネフローゼ症候群やほとんどの慢性腎炎の本当の原因は、いまだにわかっていません。しかし、治療法については多くの病気で確立されていて、しかも年々進歩していますので安心してください。

病名を知らされたとき、驚かれたり、ひどく落ち込んだりしたお子さんや保護者の方も多いと思います。このような気持ちになるのは、誰しも同じです。米国の精神科医エリザベス・キューブラー・ロスは、死を宣告された患者さんの心理状態を、次の5段階に分類しました。腎臓の病気で亡くなることは、現代ではほとんどありませんが、慢性の病気にも当てはまる部分が多いので、一度読んでみてください。

1．否認：自分が死ぬということは嘘ではないのかと疑う段階

2．怒り：なぜ自分が死ななければならないのかという怒りを周囲に向ける段階
3．取引：なんとか死なずにすむように取引をしようと試みる段階。何かにすがろうという心理状態
4．抑うつ：落ち込んで何もできなくなる段階
5．受容：最終的に自分が死にゆくことを受け入れる段階

長期間の治療を要する病気と診断されたときにも、同じような気持ちになることでしょう。右の文章の「死」の部分を「慢性の病気」という言葉に、また、保護者の方は、「自分」という言葉を「私の子ども」という言葉に置き換えてみてください。腎臓の病気の場合、腎臓の機能が失われても、透析や移植という命をつなぐ治療法があるので、亡くなることはほとんどありませんが、それでも大切なお子さんが病気になるのは、何より悲しく辛いことには違いありません。

「病気を知ることと同時に大切なことは、病気を受け入れること」です。病気を受け入れられないと、病気と闘う、もしくは付き合ってゆく覚悟が決まりません。特に保護者の方が病気を受け入れない態度は、病気の子どもを受け入れられないというメッセージとして、誤って子どもたちに伝わる場合もあります。小さな子どもたちにとって、親に受け入れられないことほど悲しいことはありません。その結果、彼らは病気になった自分のせいで、お母さん、お父さん、兄弟姉妹たちに迷惑をかけ、悲しませていると、自分を責めることもあります。それゆえ、

保護者が病気を受容することは、子どもたちを安心させ、医療者や家族と一緒に病気を根気強く治療していこうという前向きな気持ちをもたらします。しかし、それでも病気や状況を受容できないという方は、患者会に入り、同じ立場の人と話すのも一つの方法でしょう。子どもの慢性の病気を治療していくには、「たとえ病気であっても、あなたは私にとってかけがえのない存在である」というメッセージを伝え続けることが大切なのです。

私たち小児科医は、子どもたちの治癒力にいつも驚かされます。医学の進歩と子どもたちの驚異的な治癒力が合わされば、多くの病気が治る日が必ず来ると私は信じています。どうか皆さんもそう信じて、かけがえのない毎日を前向きに過ごしてください。

3 普通の子どもの生活をさせよう。病気だからこそ自立させよう

高熱が出た子どもを、外で遊ばせたり、無理やり学校に行かせたりする保護者はいないと思います。また、ごはんも、消化の良いおかゆなどを選んだりします。しかし、このような慎重な対応は、腎臓の病気においては不要な場合も少なくありません。さらに、子どもたちの心には害になることもあります。

もちろん腎臓の病気でも、むくみが強いときや血圧が高いときなどは、運動や食事内容の制限を課すこともあります。しかし、実は一部の場合を除いて、様々な制限は不要なことがほとんどです。継続的に減塩食や運動制限が必要な場合は、

極めて稀《まれ》なのです。世間一般では、腎臓病＝減塩食、腎臓病＝安静（運動制限）というイメージでとらえられている方々が、たくさんいます。専門家でなければ医師であっても、そのように指導していることも珍しくありません。

治療が進歩するにつれて、わが国の小児腎臓病の専門医の間では、長年にわたり行われてきた腎臓病の子どもたちへの運動や食事の制限は、「科学的根拠が少なく過剰な対応であった」という反省がなされました。実際、欧米での管理は、日本よりも、ずっと緩やかでした。現在、小児腎臓病の専門医は「科学的根拠のない制限は行わない」という考え方を大切にしています。日本小児腎臓病学会でも、腎臓病や学校検尿で異常が発見された子どもたちなどの管理について、以前と比較して運動制限を大幅に緩める指導をしています。その結果、現在は腎臓病の子どもであっても、普通の子どもと大きな差がない生活が可能となっています。

保護者の皆さんにお願いしたいことは、主治医や専門医の先生と相談して、可能であれば積極的に運動をさせてほしいということです。運動により体が丈夫になり、かぜ（感冒）をひかなくなりネフローゼの再発が減ったり、骨が丈夫になりステロイド薬の骨への副作用が改善したり、また精神的にも自立して病気と向き合うようになったりと、良いことがたくさんあります。病気で大変な思いをしているお子さんを保護したい親心もわかりますが、運動、課外活動などを他の子どもと同じようにさせることは、病気を持っていても、健やかな心で自分に自信を持つことにつながります。

小児の腎臓病は慢性の病気が多く、例えばネフローゼ症候群でも2～3割の患者さんは、成人になっても治療を必要とします。しかし、親子の寿命を考えても、いつまでも親が病気の子どもの面倒をみてあげられるわけではありません。幼い頃から病気や治療のことを子どもによく説明し、自分の病気を自分で管理できるよう育てていくことが大切です。また、思春期の頃は反抗期と相まって、怠薬（薬を飲むのをさぼること）が頻発するので、親からの注意深い確認と、自己管理ができているときの褒《ほ》め言葉を忘れないようにしてください。

小児科から成人診療科に転科する頃には、自分の健康や病気を自ら管理し、就学・就職、さらに妊娠・出産・子育てなどを自立した成人としてできるようになる必要があります。この一連の流れを支援するのが「移行医療」という考え方です。病気の子どもこそ自立して生きてゆく強さを備える必要があるのです。

興味深いことに、大変な病気を経験した子どもたちが、私たちと同じ医療関係の仕事を選ぶことは珍しくありません。これまで、私の患者さんたちも、看護師、薬剤師、検査技師、医師など様々な医療関係の仕事を選んでいます。慢性の病気の子どもと、その家族を見守り続けることが私たちの仕事ですが、その過程で目の当たりにする、子どもの成長と自立もまた、私たちの喜びであり、神様からのごほうびなのです。病気を持っている子どもだからこそ、より愛して、より厳しく育てていただきたいと思うのです。「可愛い子こそ旅をさせよ」の気持ちで臨んでください。

④ 心を許せて信頼できる先生を見つけよう

慢性の病気の治療では、医療者との信頼関係が欠かせません。本来、医療に携わる者は、いかなるときも落ち着いて、温かい気持ちで患者さんを診療することが基本であり、プロフェッショナルとしても周囲からその姿勢を期待されます。人間は信頼を寄せられ、頼りにされると頑張るものです。逆に、信頼されない、もしくは非難されてしまうと頑張る気持ちは失せてしまいます。患者さんからの信頼は、私たちが頑張れる大きな動機の一つです。

医師も同じ人間であり、時と場合や様々な理由により、期待される対応ができないときもあります。また、人間同士に相性があるのは当然で、医師と患者の間にも相性のようなものはあります。慢性の病気の治療は長期間に及ぶため、言いたいことを言えて、聞きたいことを聞けるような、信頼できる医師を見つけることが理想です。「実は、この先生とは合わない」と思っていると、知らぬ間に、家庭などでも言動に現れてしまいます。子どもたちは保護者の気持ちに敏感ですので、結果として子どもも病院が嫌いになり、治療がうまくいかなくなることがあります。逆に信頼関係が成立すれば、保護者も病院に自然と足が向き、安心している保護者を見て、子どもたちも安心します。現代は患者さんが医療機関を選べる時代です。どうしてもこの先生とは合わないと感じたときは、セカンドオピニオンを他の医師に求めたり、他院を紹介してもらうのも一つの方法かもしれません。
次に、民間療法や保険外の治療について、重要なことを記します。ネットや書店には、様々な民間療法や保険外の治療の情報が溢れています。保護者の方が、自分の子どもに、病院以外でも何か良いことをしてあげたい、という気持ちになるのは自然なことです。治療がうまくいっていないときや、治療法がないときはなおさらでしょう。しかし、民間療法のなかには、効果がないばかりか有害なものもあります。また、なかには、病院の治療とりわけステロイド薬は副作用があるから受けるべきではない、と指導されることすらあります。実際、病気の種類は違いますが、民間療法や保険外治療で命を落としてしまった有名人のニュースを聞いたことがあるでしょう。

専門医は、自らが行う治療に責任を持ちますが、民間療法の業者や保険外診療を売りにする医師は、施行した治療や販売したものに責任を持つことはほとんどありません。また、インターネットや書籍にはうまくいった例しか書いてありません。そうでなければビジネスになりませんよね。一方、科学的な論文や添付文書には、効果とともに副作用もきちんと書かれています。皆さんも、薬剤の副作用が怖いと思ったら、主治医にもう一度、聞いてください。繰り返しになりますが、正しい知識を得ることが、怖さと不安をなくす唯一の方法です。民間療法を試してみたいと思ったら、その内容も含めて、主治医に一度相談してみてください。

5 治る希望を捨てずに過ごす。病気がもたらす成長

子どもが慢性の病気になると、家族も大きく揺れ動きます。入院や外来通院など、お子さんの面倒をみることが多い保護者、特にお母さんたちの心理的・肉体的疲労はとても大きなものになりがちです。夫婦間の余裕がなくなることは、しばしばいさかいをもたらします。一番大変な思いをしている子どもさんの頭越しに、喧嘩をしてしまうご夫婦もいます。母親は父親の無理解や非協力を非難し、父親は母親の家事や育児の至らなさを非難します。

実際、私から見ても、子どもが病気になったお母さんたちの負担は大変だと思います。と同時に、本当によく頑張っているなあ、と感心することも多々あります。若い医師には、頑張っているお母さんもぜひ褒めてあげてください、と伝えています。病気のお子さんの兄弟姉妹は、お子さんのことを心配すると同時に、自分に向けられる愛情が減ったと感じ、様々な心の問題を起こすこともあります。家族の誰か一人が過剰な負担を背負う状況は、慢性の病気を治療するうえで長続きしません。最も大変な人が燃え尽きてしまうおそれがあります。家族のそれぞれがお互いに配慮し、負担を分かち合い、困っていることについて皆で話し合ってみることが大切です。そのようなチームワークが病気の子どもを安心させます。

私たちの国を幾度となく襲った大震災の後、毎回、人々はお互いを思いやることの大切さを思い出しました。子どもの病気もまた、かけがえのない何かを教え

てくれます。病気の子どもは、病気になりたくてなったわけではありません。しかし、その家庭に生まれてきた意味があるのでは、と思います。実は、子どもの病気により、子ども自身も兄弟も、そして親も成長します。忍耐や優しさ、感謝を学ぶことができます。困難に立ち向かい、あきらめない強さを学ぶことができます。それらは、気が付かなくても自然に身に付いていきます。ある地点から、初めて子どもが病気になった日を振り返るとき、失ったものもありますが、得たものもあることに気が付くでしょう。

人類は、イメージすることにより不可能を可能としてきました。代々人類が引き継いで抱いてきた、空を飛ぶというイメージは、１９０３年にライト兄弟により実現されました。そのわずか約６０年後の１９６９年、人類は月面に降り立ちました。同じように、医学の進歩もまた偉大です。日本人の江戸初期の平均寿命は３０歳、これが１９４７年に５０歳を超え、現在では男性は８１歳、女性は８７歳になりました。いつかは、慢性の病気が治る日が来ると思います。実際、私も小さい頃はひどい喘息でしたが、治療の進歩により発作がなくなり、今では薬も飲んでいません。慢性の疾患であっても、希望を捨てずに、良くなるイメージを持ち続けることが大切です。前向きに明るく過ごす保護者の姿勢は、子どもを励まし、自立させ成長させます。

最後になりますが、小児腎臓病の専門医という立場に加え、かつて腎臓の病気を患った子どもを持つ一人の親としても、この本を皆さんに贈ります。

第1章

やさしくわかる　腎臓のしくみと働き

小椋雅夫

はじめに

人間の身体は約６０兆個もの細胞からできていると言われています。１個１個の細胞が生きていくためには、細胞を構成する蛋白質《たんぱくしつ》を常に新しく交換し、良い状態に維持していく必要があります。このような細胞活動の結果、細胞内には古くなり不要となった蛋白質が老廃物となってたまります。もし、細胞内がこのような老廃物でいっぱいになれば、細胞の活動は停止し、死んでしまいます。

そのため、細胞は細胞の外に不要な老廃物を捨てます。捨てられた老廃物は血液に乗って流れていきます。最終的に、血液から老廃物を選り分けて身体の外へ捨てる役目を持つ臓器が腎臓です。

I 老廃物をどのように捨てるのか？

腎臓はどのように老廃物を捨てているのでしょうか？　血液からいらないものだけを選び出して捨てるのは、かなり効率が悪い作業です。

例を挙げます。子どもがおもちゃ箱に、おもちゃ以外のゴミを入れていたとします。それは石であったり、木の実であったり、紙切れであったりするかもしれません（子どもにとってはどれも宝物なのかもしれませんが、たいていのご家庭では子どもがみていないところで捨ててしまうのが現実といったところでしょうか)。それでは、おもちゃ箱を掃除するためには、どうすれば効率が良いでしょう?おもちゃ箱からゴミだけを探し出して一つずつ捨てる作業は、時間と手間がかかります。必要なおもちゃをかき分けてゴミを探す、というのは大変です。しかも、これではいらないものを見落として完全にきれいにならない可能性もあります。

手っ取り早く片付ける方法は、おもちゃ箱をひっくり返し、必要なおもちゃを箱の中に戻して、残ったものをゴミとしてまとめて捨てる、という方法ではないでしょうか。

実は、腎臓も同じです。さすがに血液全部を体外へ捨てるわけにはいきませんので、血液中の細胞*1やサイズの大きい蛋白質を除いた、尿の元になる血液中の成分を糸球体《しきゅうたい》(後述)という装置でいったん濾過《ろか》します(おもちゃ箱をひっくり返します)。そこから必要なものだけを体内に取り込んで(おもちゃ箱に必要なおもちゃを戻します)、あとに残ったものは不要な尿として体外へ排出するわけです。

そのようなイメージで腎臓をもう少し詳しく見ていくことにしましょう。図1(18ページ)を見ながら読み進めてください。

*1 白血球や赤血球、血小板があります。

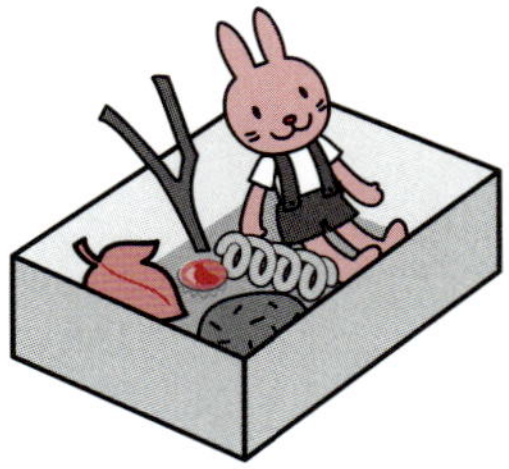

子どもにとっては
どれも宝物かもしれませんが……

Ⅱ 正常な腎臓の働きと組織

腎臓は、左右に１個ずつあるソラマメ型の臓器です。腎臓は胸と腰の中間あたりの背中にある臓器ですが、生まれたばかりの赤ちゃんは長径４㎝程度、その後成長とともに大きくなり、小学校～中学校を卒業する頃には大人と同じサイズ(長径１０㎝程度)になります。ちなみに、どの年齢でも、その人の握りこぶしくらいの大きさです。

そして、今まで述べたように腎臓は血液をきれいにする臓器です。非常に多くの血液が腎臓を通過しなければならないので、心臓から出る身体で一番太い血管（大動脈と言います）から直接血が流れ込む構造になっています（実際、心臓から出る血液の２０～２５％が腎臓を通過しています)。大動脈から腎臓へ橋渡ししている血管を腎動脈といい、そこから腎臓の中で血管がどんどん枝分かれしていき、糸球体と呼ばれる細やかな血管が集まった場所へ到達します。

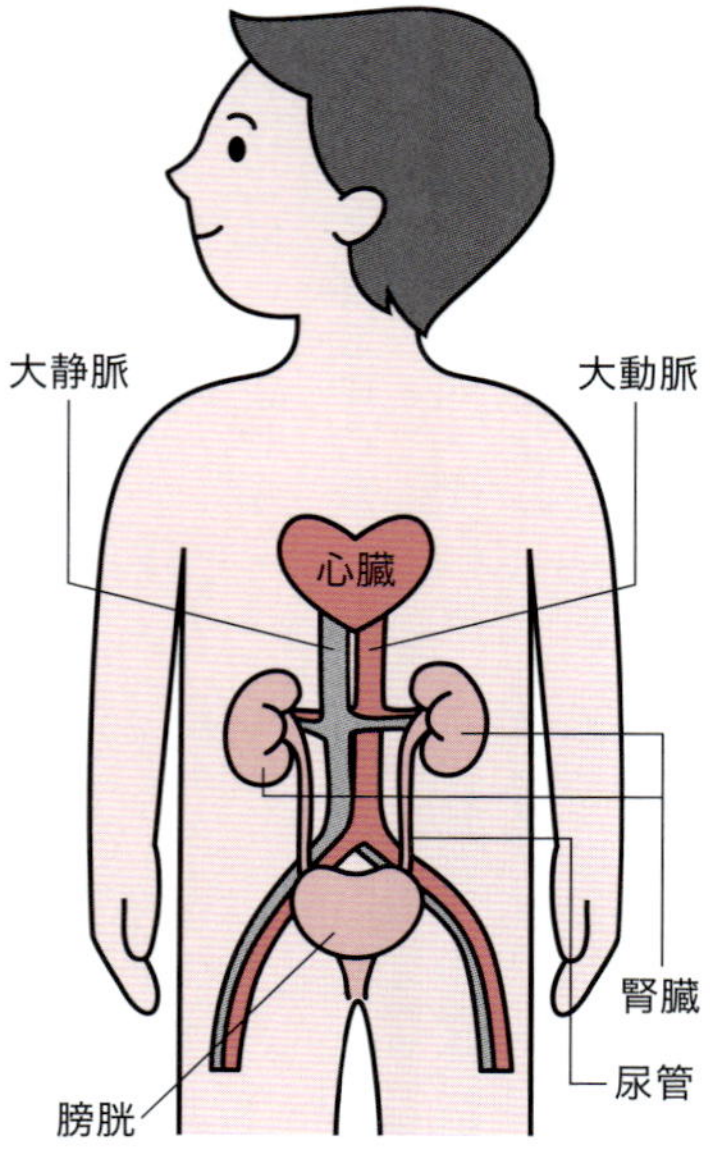

図１　解剖学的にみた腎臓の位置

1　糸球体

糸球体とは、細い血管が糸のようにとぐろを巻いたような構造をしており、文字どおり「糸の球」となっています（図2）。糸球体内の血管は壁が薄く、血球よりはるかに小さいサイズのたくさんの穴があいています。この穴のあいた血管内を血液が流れることで血液中の小さな成分や水分は穴から濾過されて血管の外へ出ていきます（穴のサイズより大きな赤血球などの細胞成分は出ていけません）。ここで濾過されて出てきたものを「原尿」と言います。

大人の場合、原尿は1日に150〜200リットルも浸《し》み出しています（お風呂の浴槽1杯分！）。すなわち、糸球体は濾過工場で、必要なもの・不要なもの関係なく無差別に漉《こ》し出しているわけです。ちなみに、糸球体内の血管から出てきた原尿を受け止める袋をボウマン嚢《のう》と言います。なお、糸球体にある細胞たちの変化は腎炎やネフローゼ症候群という病気に関わってきます。糸球体の細胞については各項を参照してください。

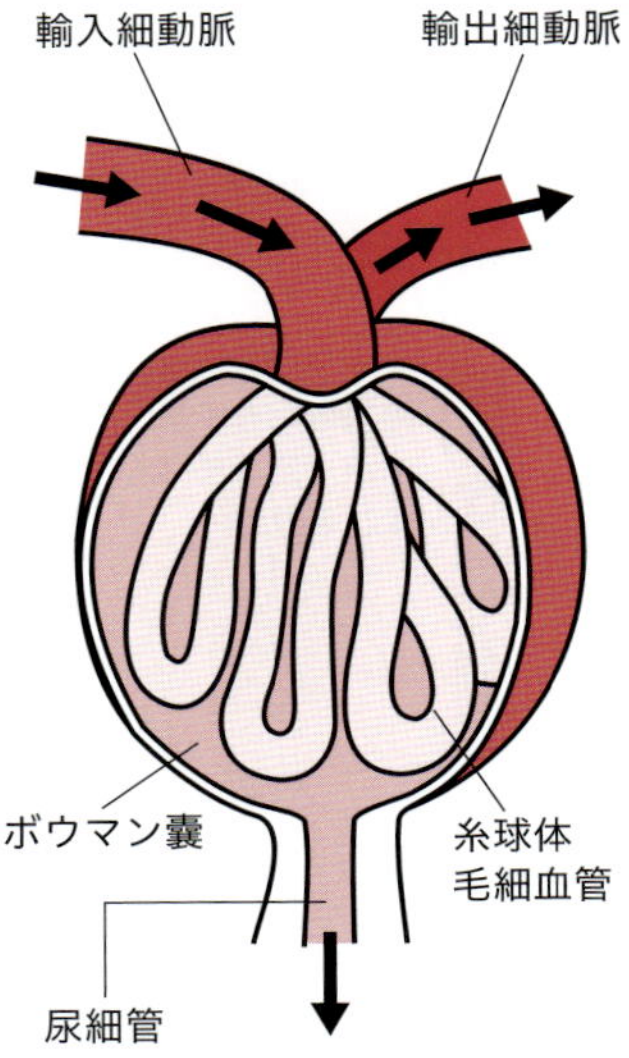

図2　糸球体の構造

2 尿細管

ボウマン嚢にたまった原尿が流れ出ていく水路が、尿細管と呼ばれる場所です（図3）。尿細管の表面には、原尿の中の必要なものを汲《く》み上げて、再び体内へ戻す取り込み口がたくさんあります。原尿は1日で150～200リットルもつくられるので、これがそのまま体外へ出てしまうと私たちは1時間もかからずに脱水となり、すぐにミイラかスルメのようになってしまうことでしょう。そうならない理由は、原尿の水分の99％がこの尿細管で再び体内に取り込まれて再利用にまわされるからです。すなわち、尿細管とはリサイクル機能付きの排水溝なのです。

このように、大量に濾過し必要なものを再利用するシステムは、実は私たちの生体を維持するのに重要な役割を果たしています。

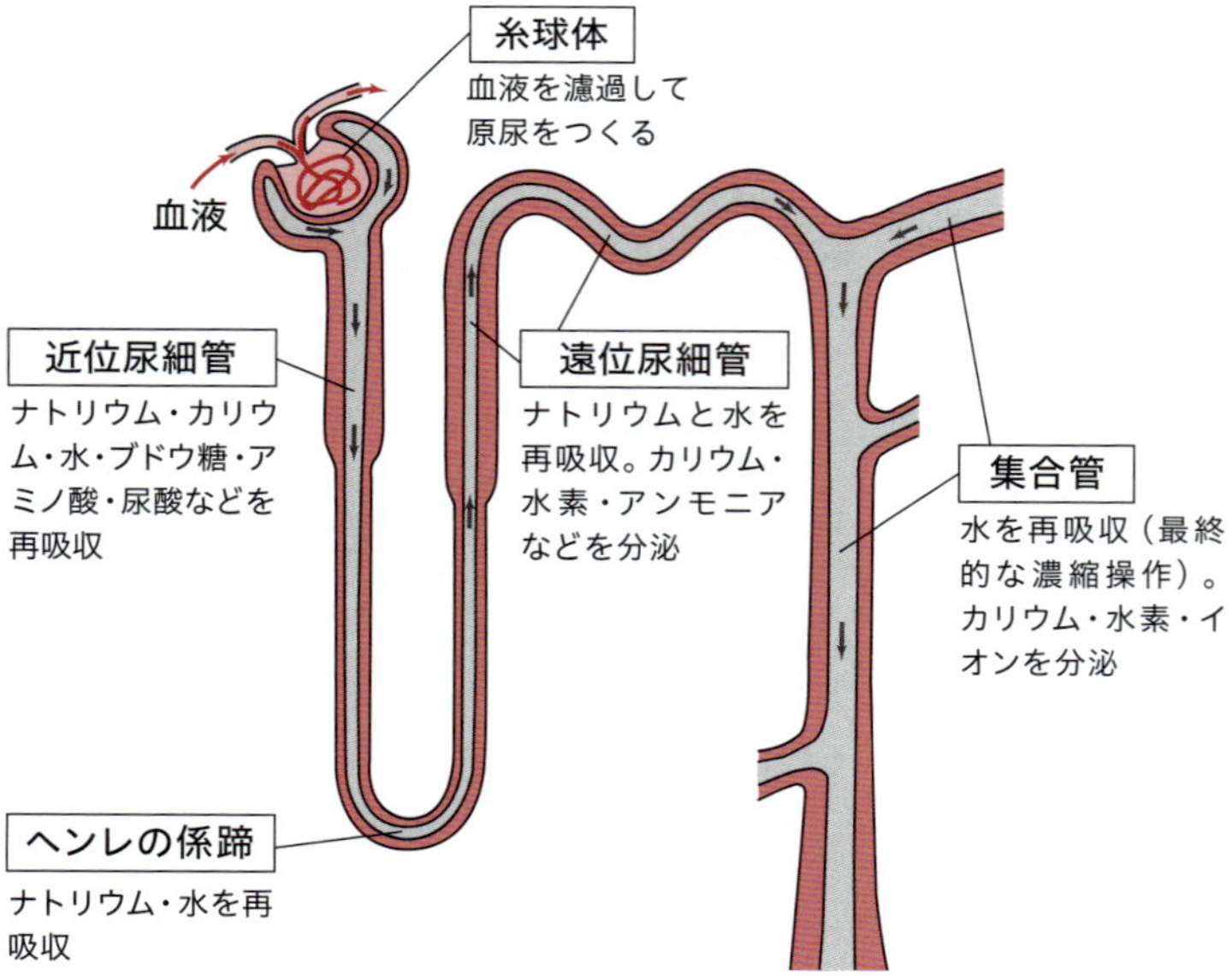

図3　尿細管のしくみと働き
一つの腎臓に尿細管は約100万個存在します。

Ⅲ 腎臓の機能と病気の腎臓

腎臓の機能＝老廃物を捨てることについては、おわかりいただけたでしょうか。蛋白質の老廃物である尿素窒素、筋肉でつくられるクレアチニン、DNAの老廃物である尿酸という物質等が主に不要な物として、尿として体外へ捨てられます。

しかし、腎臓の働きは老廃物を捨てることだけではありません。血圧の調節、血液の電解質（体内のイオン）や酸性・アルカリ性の調整など、たいへん重要な役目も果たしています。それでは、簡単に他の腎機能についてもふれていきましょう。

Ⅰ 血液中の電解質（イオン）の調節

腎臓は、血液中の電解質[*2]の濃度を一定に保つという、生命の維持に欠かせない働きをしています。原尿の中のこれらの電解質は尿細管で、体内に必要な分だけ再び取り込まれていきます。

例えば、血液中のナトリウム（塩分）は正常値より10%～20%低下すると痙攣を起こしたり、意識がなくなったりすることがあります。また、血液中のカリウムは正常値の2倍になると、不整脈が起こり、心停止してしまう危険性が非常に高くなります。一方、蛋白質の老廃物である尿素窒素が正常値の2倍になったところで身体に出る影響はほとんどありません。このように、電解質は少しの

＊2　ナトリウム（Na）、カリウム（K）、クロール（Cl）、カルシウム（Ca）、リン（P）、マグネシウム（Mg）など。

変動が生命に危険を及ぼすもので、非常に狭い幅での調節が要求されます。

2 血液中の酸性・アルカリ性の調節

人体では、細胞活動に伴い様々な酸性の物質がつくられます。酸は毒性があるため、体外に捨てる必要があります。二酸化炭素のように肺から外に捨てられる酸もありますが、気体となって飛んでいけない酸は尿として捨てるしかありません。腎臓から酸が捨てられなくなると、血液は酸性に傾き、吐き気や嘔吐、疲労感が出現します。ひどく酸性に傾いた場合は、意識の低下が起こり、死に至ることもあります。

3 体内の水分量の調節

糸球体で大量に濾過された原尿から、尿細管を経由して必要な物質を再吸収することは前に述べましたが、水分もその一つです。夏は汗をかくため水分を喪失しやすくなります。夏場は尿が濃くなり量も減ることは、経験的にご存じでしょう。すなわち、体内（血管内）の水分が減れば、腎臓はなるべく水分を外に出さないように尿を濃くして外に出る水分を減らすのです。

逆に、水分（お茶、ジュース、コーヒー、ビール、……）をたくさん飲んだときは尿がたくさん出ます。胃腸で吸収された水分が多く血管内に入ることで腎臓が体内の水分が過剰であると判断し、水分を捨てるように働くからです。

血管内の水分は、多くなれば高血圧、少なくなれば低血圧やショックになります。どちらも心臓に負担がかかるため適切な水分量で調節する必要があり、腎臓はその機能を担っています。

しかし、私たちは通常、この食べ物にはナトリウム・カリウムがどのくらい入っているとか、今日はよく汗をかいたから何リットル水を飲まなくてはいけない、などと考えながら食事をする必要はありません。食材や調理法も様々ですし、ときには暴飲暴食をしてしまったり、ダイエットで食事をあまり摂らなかったり、ということもあるでしょう。それでも、血液中の電解質や酸、水分がほとんど動かないのは、腎臓がそのバランスを巧みに調節しているからなのです。どれだけ食べたり飲んだりしても、適切な状態に維持できるように、大量濾過・再利用という優れた生命維持システムが存在しているのです。

Ⅳ 意外と知られていない腎臓の機能（ホルモン産生、他）

腎臓には、「排泄」機能以外に「内分泌」機能があります。内分泌とは、簡単に言うとホルモンを出すことです。腎臓でつくられるホルモンは大きく二つあります。

(1) エリスロポエチン

一つ目は「エリスロポエチン」です。エリスロポエチンは赤血球(酸素を運ぶ細胞です)をつくるのに欠かせないホルモンです。腎臓は、血が薄くなってくる(＝貧血になる)と酸素の供給が少なくなるため、もっと血をつくるように命令を出すのです。したがって腎機能の悪化が進行すると貧血になります。

(2) レニン

二つ目は「レニン」です。腎臓に流れる血液が少なくなると、腎臓はレニンを放出します。レニンは間接的に血圧を上げ、腎臓へ血液を供給します。腎機能が低下すると高血圧になりやすい理由の一つが、レニンの増加によるものです。

(3) ビタミンD

また、ホルモンではありませんが、腎臓では食物として摂ったビタミンDが体内で実際に働くかたちに変化させる機能があります。ビタミンDは血液中のカルシウムやリンの濃度の調節に最も大切な物質で、ビタミンDが利用できない状況あるいはビタミンDが不足した状況になると、骨を溶かしてカルシウムやリンを調節するようになってしまいます。骨が溶けだせば骨は脆くなり、容易に骨折しやすくなるわけです。

腎臓の働き：まとめ

◆腎臓は腰の部分にあり、左右1個ずつの臓器。
◆腎臓の機能は、
・水分調節
・老廃物除去
・電解質の調整
・血液の酸性・アルカリ性の調節
・ホルモン産生(造血ホルモン)

おわりに

目に見えてわかる腎臓の機能は尿をつくることだけですが、実際にその働きは非常に多様かつ重要であることはおわかりいただけたと思います。腎臓は生体内の環境をいつも同じように維持するよう、24時間一生懸命に働いてくれています。

腎炎・ネフローゼでは、一部には急速に腎機能が低下するものもありますが、多くの場合、適切に治療を行えば、腎機能を損うことはあまりありません。ただし、治療をせずに放置すれば腎臓にダメージが徐々に蓄積します。とりわけ、糸球体は再生をしない細胞装置のため、一度ダメージを受けて壊れると戻ることはありません。さらに、ある程度腎機能が悪くなると腎不全への道を止められなくなってしまうこともあります。

近年は、iPS細胞を含む「再生医療」が大きな話題になっていますが、残念ながら腎臓については、極めて複雑な構造であることや多様な細胞の集合体であることから、腎臓の再生医療が実現するためには相当の時間が必要であり、再生医療の中でも最後のほうに実現できるかというくらい難しいのが現実です。

確かに腎臓疾患は治療期間が長くかかるものも多く、自覚症状に乏しい場合も稀ではありません。しかし、ご家族やご本人の判断で治療を中断してまった結果、取り返しがつかなくなることを経験することも事実です。そのため、今一度、腎

◆腎臓の機能が低下すると、

・水分が身体にたまる
→むくみ、高血圧、低ナトリウム血症（血液が希釈される）、肺水腫。
・老廃物が身体にたまる
→尿毒症（食欲低下、吐き気、嘔吐、意識混濁、痙攣など）。
・電解質が身体にたまる
→高カリウム血症、高リン血症。
・血液に酸がたまる
→呼吸が速くなったり、電解質バランスが崩れる。
・ホルモン異常
→血が薄くなる（貧血）、骨が脆くなる、高血圧。

臓が行っている機能に理解を深め、失われた腎臓を回復させる治療法がない現状と、治療で腎機能を守る意義について再認識していただければと思います。

とことん解説Ⅰ

第2章 ネフローゼ症候群

藤丸拓也
伊藤秀一

はじめに

ネフローゼ症候群は、治療を必要とする小児の腎臓病のなかでも多くを占める病気です。再発するお子さんも多く、病気が治るまでに長期間かかり、さらにステロイド薬や免疫抑制薬など、治療に使用する薬剤の副作用も問題となることが多いため、この病気でお困りの方も多いことでしょう。本章では、ネフローゼ症候群について解説します。

I ネフローゼ症候群とは

ネフローゼ症候群とは、蛋白質が尿中へ大量に漏れ出てしまう状態のことで、血液中の蛋白質の濃度が低下し、体がむくむ病気です。症候群*1とは、ある共通の症状を示す原因となる病気がすべて含まれますので、決して一つの病名を表すものではありません。いわば、病名というより病状を意味します。

したがって、①大量の蛋白尿、②血液中の蛋白質の濃度の低下、という診断基準（表I、2）を満たせば、病気の原因が何であれ、「ネフローゼ症候群」と呼ばれます。

ネフローゼ症候群は、次の三つに分類されます。

*1　原因不明ながら共通の症状（自他覚症状・検査所見・画像所見など）を示す場合、そのような症状の集まりに、とりあえず名前と基準を与えたものを指します。

(1) 遺伝子の生まれつきの変化により生後早期に発症する**先天性ネフローゼ症候群**や遺伝性のネフローゼ症候群

(2) 慢性糸球体腎炎、膠原病、糖尿病など、他の病気によって引き起こされる**続発性**(二次性または症候性)**ネフローゼ症候群**

(3) ネフローゼ症候群のみをきたす**原発性**(一次性または特発性)**ネフローゼ症候群**

(1) 先天性ネフローゼ症候群

先天性ネフローゼ症候群とは、生後3カ月以内に発症するネフローゼ症候群のことで、遺伝子の生まれつきの変化によるものです。原発性ネフローゼ症候群の治療に用いられるステロイド薬が効かず、有効な治療法がない病気です。

蛋白尿を減らす目的で片側の腎臓を摘出したり、蛋白尿を減らす薬剤を対症療法として使用したりしますが、最終的には腎不全となり、腹膜透析療法や腎移植が必要になります。

表1 ネフローゼ症候群の診断基準

A 蛋白尿	1日の尿蛋白量は 3.5 g 以上ないし 0.1 g/kg、または早朝起床時第一尿で 300 mg/100 mL 以上の蛋白尿が持続する
B 低蛋白血症 　血清総蛋白量 　血清アルブミン量	 学童、幼児 6.0 g/100 mL 以下、乳児 5.5g/100 mL 以下 学童、幼児 3.0 g/100 mL 以下、乳児 2.5g/100 mL 以下
C 高脂血症 　血清総コレステロール量	 学童 250 mg/100 mL 以上、幼児 220 mg/100 mL 以上 乳児 200 mg/100 mL 以上
D 浮腫	

注1：蛋白尿、低蛋白血症(低アルブミン血症)は、本症候群診断のための必須条件である。
　2：高脂血症、浮腫は本症候群診断のための必須条件ではないが、これを認めれば、その診断はより確実となる。
　3：蛋白尿の持続とは3～5日以上をいう。

(厚生省特定疾患ネフローゼ症候群調査研究班、1974より引用)

表2 ネフローゼ症候群の診断基準(小児腎臓病国際共同研究班)

以下の2項目の条件を満たす場合をネフローゼ症候群とする
1　尿蛋白が夜間12時間尿について 40 mg/hr/m^2 以上が3日間以上持続すること 2　血清アルブミン値が 2.5 g/dL 以下に低下すること

先天性以外にも、乳児期から学童期にかけて発症する遺伝性のネフローゼ症候群（63ページも参照）もあります。これらの先天性あるいは遺伝性のネフローゼ諸侯群は極めて稀《まれ》な病気です。

(2) 続発性ネフローゼ症候群

続発性ネフローゼ症候群は、別の病気が原因でネフローゼ症候群を発症するため、原因である病気の治療を行うことで、ネフローゼ症候群も改善します。慢性糸球体腎炎で大量に蛋白尿が出てネフローゼ症候群の基準（表1、2）を満たす場合も、続発性ネフローゼ症候群に分類されます。慢性糸球体腎炎については第3章を参照してください。

(3) 原発性ネフローゼ症候群

小児の場合、およそ90％が「原発性（特発性）ネフローゼ症候群」に当てはまりますので、ここでは、原発性ネフローゼ症候群について説明します。

II 小児ネフローゼ症候群の頻度と特徴

小児のネフローゼ症候群は、日本では年間約1千人が新たに発症しています。小児10万人あたり6.4人の頻度となります。東京ドームの観客収容人数が約5万5千人ですから、子どもで満員の東京ドームだとその中の3人に発症するという計算になります。

小児の原発性ネフローゼ症候群の90%を占める「微小変化型ネフローゼ症候群」の場合は3〜6歳が多く、全体の60%は6歳未満で発症しています。男女比は2対1と男の子に多い傾向があります。

Ⅲ 原発性ネフローゼ症候群

1 原発性ネフローゼ症候群の分類

原発性ネフローゼ症候群は、次の三つに分類されます。

①微小変化型ネフローゼ症候群 (minimal change nephrotic syndrome：MCNS)

②巣《そう》状《じょう》分《ぶん》節《せつ》性《せい》糸《し》球《きゅう》体《たい》硬《こう》化《か》症《しょう》 (focal segmental glomerular sclerosis：FSGS)

③メサンギウム増殖性腎炎 (diffuse mesangial proliferation：DMP)

前に述べたように、小児の原発性ネフローゼ症候群の90%は「微小変化型ネフローゼ症候群」であり、そのうちの90%以上はステロイド薬に良く反応し、治療開始から4週間以内に蛋白尿が消失します。一方、巣状分節性糸球体硬化症はステロイド薬に反応しない例もあり、巣状分節性糸球体硬化症の約30%は5〜10年の経過で腎不全に進行し、透析や腎移植が必要になります。

この分類は、腎生検によって得られた腎臓の組織を顕微鏡で見て(病理検査)、初めて行うことができますが、ステロイド薬に反応がある場合、小児ではほぼ微小変化型ネフローゼ症候群と考えられますので基本的に腎生検は行いません。

2 原発性ネフローゼ症候群の原因

皆さんが「第1章 腎臓のしくみと働き」で学んだように、腎臓には糸球体という濾過装置があります。糸球体の中には細かな血管がたくさんあり、この血管を流れる血液の中の水分や電解質（イオン）、老廃物が血管の外に濾過され、尿のもとになります。

(1) 蛋白尿が出るわけ

通常、蛋白質はサイズが大きいため、血管の外に濾過されてしまうことはありません。蛋白質は体に必須の物質であるため、尿に漏れ出ないしくみになっているからです。タコのような足を持つ上皮細胞[*2]と呼ばれる細胞が、足突起という構造物を四方八方に伸ばして、血管の外側の周囲にへばりついています。隣り合う細胞同士の足突起は交互に並び、あたかもジッパーのような構造をつくり、血管の外側を覆います。このようなジッパー構造は、スリット膜と呼ばれています。スリット膜は、血液中の蛋白質が水分や老廃物と一緒に血管の外へ漏れ出すことを防いでいるのです。しかし、原発性ネフローゼ症候群では、このスリット膜の構造が壊れてしまうため、蛋白質が血管の外に漏れてしまい、それが尿に混ざり蛋白尿が出現します（**図1**）。

＊2　通称：タコあし細胞（ポドサイトとも呼ばれます）。

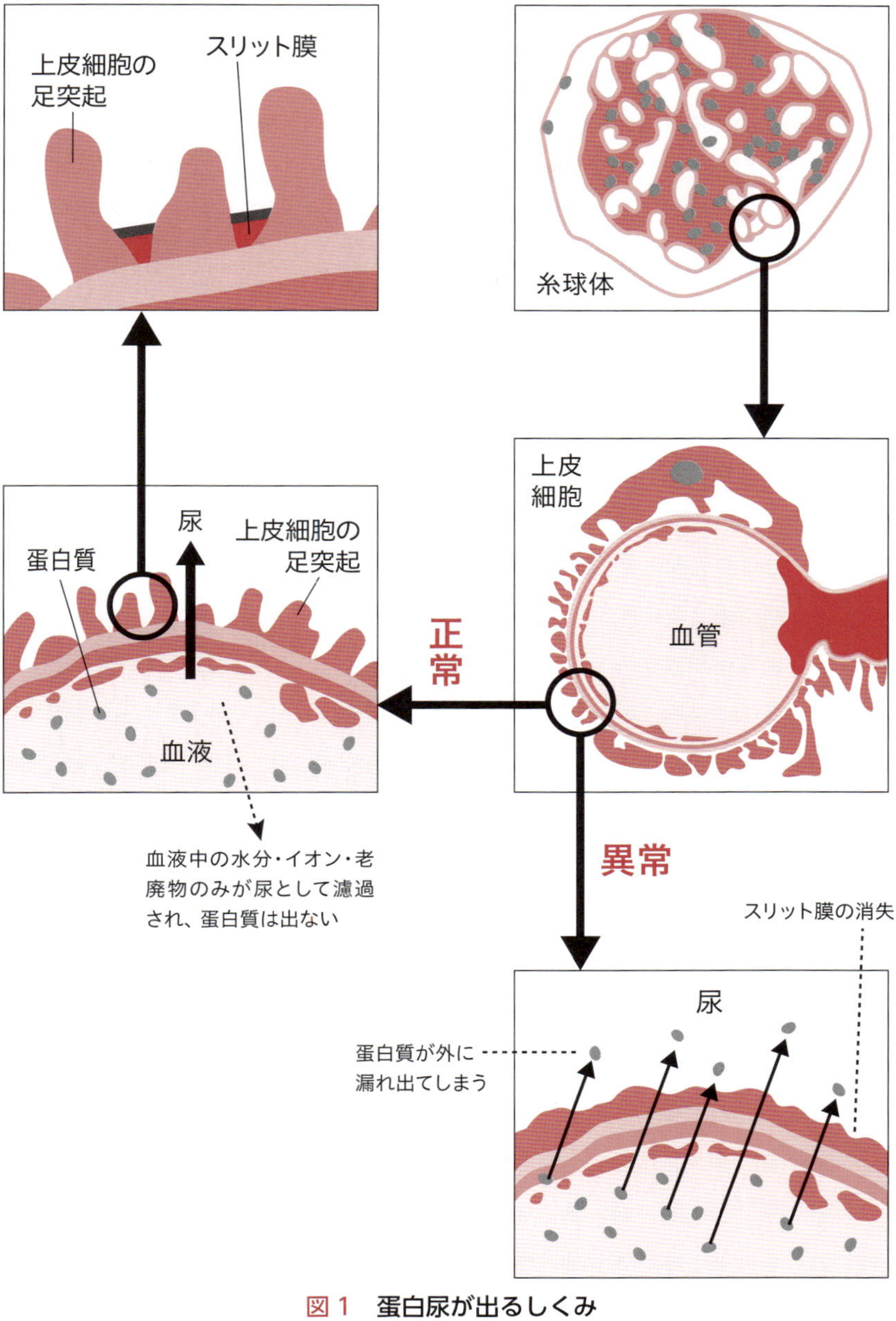

図１　蛋白尿が出るしくみ

(2)スリット膜が壊れる原因

では、なぜこのスリット膜の構造が変化してしまうのでしょうか。その原因はまだ突き止められていませんが、免疫の異常が関与していると考えられています。白血球[*3]の一種であるリンパ球、特にTリンパ球やBリンパ球から蛋白尿を引き起こす物質が放出されているのではないかと推定されています。免疫が原因と推定されている理由としては、次の三つが挙げられます。

①ステロイド薬や免疫抑制薬などの免疫細胞を標的とする治療薬が有効である

②感染症をきっかけに再発しやすい（感染症になると良い免疫反応も悪い免疫反応も活性化されます）

③原発性ネフローゼ症候群の患者さんで、治療が無効で腎不全になり腎移植を行っても、その1／3にネフローゼ症候群が再発する（腎臓を交換しても、血液はそのままだから）

このように原発性ネフローゼ症候群は、血液や免疫の病気と言えます。実は、腎臓はその被害者ということです。

＊3　私たちを感染症から守る仕事、すなわち免疫を担当している細胞です。

Ⅳ ネフローゼ症候群の症状

ネフローゼ症候群を「発症したとき」、または「再発したとき」の症状について述べます。ネフローゼ症候群では、蛋白尿がないとき（寛解時《かんかい》）は特に症状はありません。ネフローゼ症候群の主症状は次の二つです。

●むくみ（浮腫）

●尿量の減少

最も特徴的な症状はむくみですが、注意すべきことは、蛋白尿が出現してもすぐにはむくまないということです。蛋白尿が持続し、血液中の蛋白質濃度が低下してからむくみが出現します。

ネフローゼ症候群では、血液から大量のアルブミンという蛋白質が尿に漏れ出てしまい、その結果、血液中の蛋白質濃度が下がってしまいます。血液の中のアルブミンは、実は水分を血管の中にとどめておくための最も重要な物質です。血液内のアルブミンの低下により、血管の外側（間質）へ水分が逃げて、血管の周囲の組織に水分が貯まってしまい、むくみとなるのです。一般的に血液中のアルブミンが2.5g／dL以下になると、むくみが目立つようになります。

さらにネフローゼ症候群では、尿中にナトリウム（塩分）を捨てられなくなるため、体に塩分もたまります。塩辛い物を食べると水分が欲しくなるように、人間の体は塩分を摂取すると水分も摂取するようにできています。そのため体に塩

一般的に原発性ネフローゼ症候群では血尿を認めることは稀です。血尿の場合は慢性腎炎などによる続発性ネフローゼ症候群が疑われ、診断のために腎生検が必要となります。

分がたまると、むくみがさらに悪化するのです。それゆえ、蛋白尿が出ている間に限って、むくみの悪化を防ぐために塩分制限食を用います。

むくみは重力に影響されるため、朝はまぶたが、夕方から夜には足がむくみやすくなります。また、血管の外に漏れ出た水分は、肺にたまって胸水になったり、おなかの中にたまって腹水になったりすることもあります。また、腸もむくむため、腹痛や下痢、嘔吐、食欲低下などの症状が出現する場合もあります。急激な発症の場合には、血管内の水分が著しく減少し低血圧やショック状態になることもあります。

Ⅴ ネフローゼ症候群と検査

ネフローゼ症候群は、①高度の蛋白尿、②血中の蛋白質の濃度低下（低アルブミン血症）が診断基準になります（表1、2）。そのため、ネフローゼ症候群を発症したとき、および蛋白尿が再発したときには、尿と血液の検査を行います。

また、治療の効果判定にも尿と血液の検査を用います。ここでは、ネフローゼ症候群に対して行う尿検査や血液検査について説明します。それぞれの検査の意味、重要性、さらにその基準値を理解することは、病気の状態を理解するうえで欠かせません。しっかり勉強しておきましょう。

1 尿検査

尿検査は、ネフローゼ症候群が再発していないかを確認し、さらに蛋白尿の程度を調べるために行います。家では毎日、尿試験紙を使用して起床時の尿（早朝尿*4）を調べ、ネフローゼ症候群が再発していないかを確認します。再発が減り病状が安定していても、週に1〜2回は調べたほうがよいでしょう。また、かぜをひいたときや疲れているときは再発しやすいので、忘れずに尿試験紙で調べることが大切です。

早朝尿を調べる理由は、水分をたくさん摂ると尿は薄まってしまうため、夜間に水分を摂らない早朝尿が1日のうちで最も濃い尿であり、薄まることなく正確に評価できるからです。尿試験紙を用いた定性法による蛋白尿の程度の評価は、多くの試験紙では−、+/−、1+、2+、3+、4+で表示されています。しかし、思春期のお子さん、夜にたくさん汗をかいた夏の朝、発熱などで水分が十分摂れないときは尿が濃縮され、健康な子どもでも+/−や1+程度の尿が出ることがありますが正常範囲です。一方、2+以上の蛋白尿は異常ですので、2+以上の蛋白尿が2日以上連続して出てきた場合は、ネフローゼ症候群の再発の可能性を考えます。

注意すべきこととして、思春期の細身の子どもは、体位性蛋白尿という、異常ではない生理的な蛋白尿が出ることがあります。立位で過ごしていると蛋白尿が出てきます。それは腎臓の周りの筋肉や脂肪が少ないため、おなかの中で腎臓が

*4　就寝時に完全排尿し、起床後すぐに排出した尿

早朝尿の採取方法

自立して排尿のできるお子さんは問題ありませんが、オムツが必要な小さいお子さんの場合は、毎朝尿を採取するのも一苦労です。私たちの病院では、そういった小さなお子さんの場合は、夜寝る前にオムツの中にラップを敷いてその上にガーゼや綿を載せておき、翌朝にガーゼや綿にしみ込んだ尿を絞り、尿検査を行うよう指導しています。

固定されず動いてしまうためと考えられています。このような体形の子どもで蛋白尿を調べる場合は、早朝尿を調べる前の晩は寝る直前に排尿して膀胱を空にし、起きてすぐに早朝尿をとり、寝ている間のみの尿を得る必要があります。体位性蛋白尿では、このような方法で採取した早朝尿の蛋白は陰性ですが、帰宅時の尿を調べると蛋白が陽性になります。

(1) 蛋白尿の検査方法

蛋白尿の検査方法は数種類あります。前に述べた試験紙法などで用いられる定性法の他に、定量法[*5]があります。腎臓専門医は、定性と同時に定量で蛋白尿の程度を評価しています。

定量法では、1回の尿の蛋白量を評価する方法と、24時間の尿をすべてためて1日の蛋白尿の総量（g／日）を測定する方法があります。かつては、1日分の尿を蓄尿して蛋白尿の総量を評価していましたが、小さなお子さんや通園通学をしている外来のお子さんでは、1日の尿をすべてためることは現実的には不可能です。また、蓄尿は院内の衛生的な観点からも行われなくなりました。

小児腎臓病の専門医は、1回の尿の蛋白濃度を尿中のクレアチニンという物質（1日に排出される量が一定の物質）で割り算した値[*6]を用いることがほとんどです。尿中蛋白・クレアチニン比の数字にg（グラム）をつけると、1日に排出される尿蛋白の量とほぼ同じになると言われています。尿中蛋白・クレアチニン比は0.2以下が正常で、1.0を超えれば高度蛋白尿と考えられています。

家での尿検査で蛋白尿が出たときの対応

病院によって対応には多少の差があると思います。私たちの病院では、試験紙法で2+が3日以上、もしくは3+が2日以上認められた時点で再発の可能性を考え、病院に連絡をいただき対応しています。

＊5　実際の濃度（㎎／dL）で表す方法

＊6　尿中蛋白・クレアチニン比：尿蛋白（㎎）／クレアチニン（㎎）

(2) 血尿の検査方法

蛋白尿と同じ尿試験紙を用いる定性検査と、顕微鏡で血液の赤い成分である赤血球の数を実際に数える尿沈渣鏡検法があります。一般的に、微小変化型ネフローゼ症候群の場合には血尿を伴うことはなく、あっても少量です。高度の血尿がある場合は、その他の糸球体腎炎や巣状分節性糸球体硬化症の可能性を考える必要があります。

2 血液検査

ネフローゼ症候群における血液検査の目的は、次の五つです。

- ●血液中の蛋白質濃度の評価
- ●腎機能の評価
- ●脱水の程度や電解質(イオン)の評価
- ●コレステロールや中性脂肪の評価
- ●感染症の合併の有無

(1) 血液中の蛋白質濃度の評価

血液中の蛋白質濃度の評価では、血清の総蛋白(TP)[*7]、血清アルブミン(Alb)[*8]、血清ガンマグロブリン(IgG)[*9]について調べます。この中で最も重要なのは血清アルブミンです。蛋白尿が見られても、血清アルブミンの低下が見られなければ

*7 TP:基準値6.0~8.5g/dL

*8 Alb:基準値4.0~5.0g/dL

*9 IgG:基準値600~1500mg/dL

ば、再発に対する治療を待つことも少なくありません。というのも、再発しかけても自然に蛋白尿が消えてしまう場合もあるからです。前にも述べましたが、血清アルブミンが2.5g／dL以下で浮腫が確認できるようになることが多いのです。

また、IgGは免疫グロブリンという蛋白質で、抗体の量を表しています。抗体とは、ある特定の病原体を撃退するための免疫力に関係する蛋白質です。よって体の中の抗体量が減ると、感染症が起きやすくなると言えます。

(2) 腎機能の評価

腎機能の評価の指標として用いられるのは、血清クレアチニン[*10]（Cr）と血清尿素窒素[*11]（BUN）です。ネフローゼ症候群では蛋白尿が大量に出ている際に、一時的に腎臓の機能が悪化することがあるため、これらの検査は重要です。

(3) 脱水の程度や電解質（イオン）の評価

脱水の評価としてはヘモグロビン[*12]（Hb）を用います。

蛋白尿が大量に出ている状態では、体はひどくむくんでいても、血管の中では脱水症状が進行していることが少なくありません。血管内の水分不足は、血圧の低下や血栓症の危険を増加させます。血液中のヘモグロビンは赤血球の濃度を表し、値が高いと血液が濃く血管の中の水分が足りない状態と考えられます。よって、ヘモグロビン値が16g／dL以上では、強い脱水のため水分や塩分あるいはアルブミンの点滴を必要とする状態になることが多く、入院による治療を考慮しなくてはなりません。

＊10　Cr：基準値は年齢により異なり、12歳以下では身長（m）×0.3mg／dL

＊11　BUN：基準値6～20mg／dL

＊12　Hb：基準値11～15g／dL

(4) コレステロールや中性脂肪の評価

コレステロール値は診断基準にも記載されている項目です。血液中のアルブミンが低下すると、アルブミンの生産工場である肝臓でアルブミンが盛んにつくられますが、その際にアルブミンだけでなくコレステロールを運搬する蛋白質もつくられてしまいます。そのためネフローゼ症候群では、高コレステロール血症（高脂血症）を認める場合が多く、血液中の総コレステロール[*13]（T-chol）や、中性脂肪[*14]（TG）を測定します。

(5) 感染症の合併の有無

感染症の評価では、細菌による感染症の合併時に上昇するC反応性蛋白[*15]（CRP）や白血球数[*16]（WBC）を調べます。ネフローゼ症候群の治療に用いられるステロイド薬や免疫抑制薬は、免疫力を抑え感染症の危険を高めるからです。ただしステロイド薬の服用時には、薬剤の影響で白血球数が1万以上に上昇することも珍しくありません。

これらの検査項目についての考え方と基準値を表3にも示します。毎回、お子さんの検査値について主治医の先生と話し理解することはたいへん重要ですので、是非参考にしてください。

＊13 T-chol：基準値100〜230㎎/dL

＊14 TG：基準値20〜270㎎/dL

＊15 CRP：基準値0.3㎎/dL未満

＊16 WBC：基準値4000〜10000/μL

表3　検査項目基準値

項目	略語	基準値※	単位	内容
総蛋白質	TP	6.0 ～ 8.5	g/dL	血液中の蛋白質の濃度。蛋白尿が多いと低下する
アルブミン	Alb	4.0 ～ 5.0	g/dL	血液中の蛋白質の濃度。蛋白尿が多いと低下する。2.5 g/dL を下回ると浮腫が起こりやすい
ガンマグロブリン	IgG	600 ～ 1500	mg/dL	血液中のいわゆる抗体である免疫グロブリンの濃度。蛋白尿が多いと低下し感染が起きやすくなる
尿素窒素	BUN	6 ～ 20	mg/dL	血液中の老廃物の濃度。腎機能が悪いと上昇する
クレアチニン	Cr	年齢による	mg/dL	12 歳以下では " 身長 (m) × 0.3" が基準値。腎機能が悪いと上昇する
総コレステロール	T-chol	100 ～ 230	mg/dL	肝臓でアルブミンと一緒に合成されるため、ネフローゼ症候群では脂質異常症となる
中性脂肪	TG	20 ～ 270	mg/dL	肝臓でアルブミンと一緒に合成されるため、ネフローゼ症候群では脂質異常症となる
ヘモグロビン	Hb	11.0 ～ 15.0	g/dL	赤血球の濃度。脱水になると血が濃くなり上昇する。貧血があると低下する
白血球数	WBC	4000 ～ 10000	/μL	白血球の数。感染症などで上昇する。ただし、ステロイド薬投与だけでも上昇するが問題ない
C 反応性蛋白	CRP	<0.3	mg/dL	炎症反応。細菌による感染症などで上昇する

※年齢により多少の違いがあるので、あくまで目安です。

（日本腎臓学会・日本透析医学会・日本移植学会より引用、筆者作成）

3　腎生検

腎生検とは、腎臓の一部の組織を採取し顕微鏡で評価する方法です。腎臓に傷をつけ、稀ではあるものの合併症の危険を考慮すると、尿検査や血液検査よりは敷居の高い検査と言えます。しかし、腎生検を行うことで、ネフローゼ症候群の原因である病気の正確な診断、治療方針の決定、病気の経過の予測、治療効果判定などが可能となります。

(1) 腎生検の適応

前に述べたように、小児の原発性ネフローゼ症候群の９０％は「微小変化型ネフローゼ症候群」であり、そのうちの９０％以上はステロイド薬（プレドニゾロン）に反応し蛋白尿が消失します。ほとんどの患者さんで、ステロイド薬を開始して７～１０日以内に蛋白尿は陰性になります。そのためステロイド薬への反応が良い場合は、ほぼ微小変化型ネフローゼ症候群と考えてよく、一部の例外を除いて、基本的に腎生検は行いません。

ネフローゼ症候群で腎生検を考慮するのは、次のような場合です。

①続発性ネフローゼ症候群を疑う場合：顕著な血尿がある、腎機能障害がある、など

②ステロイド薬で蛋白尿が陰性化（寛解という）しない場合（ステロイド抵抗性ネフローゼ症候群）

慢性腎炎、急速進行性腎炎、ネフローゼ症候群（低蛋白血症）にはなっていないが蛋白尿が持続する場合なども腎生検の適応となります。慢性腎炎を疑い腎生検を実施する場合は、次のとおりです。

①腎機能が悪化してきた場合（緊急腎生検の適応です）

②蛋白尿が定性法で1+が半年以上、または2+が3カ月以上、3+が1カ月以上持続する場合（施設により差はあります）

血尿のみで腎機能の悪化がない場合は、腎生検の必要はありません。

③腎毒性の副作用がある免疫抑制薬（シクロスポリン、タクロリムス）を使用する場合

(2) 腎生検の禁忌

一方、腎生検を行わないほうがよい状態（禁忌）もあります。

①出血が止まりにくい状態（出血傾向）のとき
②尿路感染症や腎膿瘍《のうよう》などの感染症があるとき
③腎臓内に嚢胞《のうほう》があるとき
④一つしか腎臓がないとき（千人に一人くらいの頻度で存在し、片腎症と言います）

ただし、次項に述べる開放腎生検で組織を採取することはあります。

(3) 実際の方法

腎生検には、大きく分けると二つの方法があります。

●経皮的腎生検：超音波装置を使って、皮膚から針を刺して組織を採取します。
●開放腎生検：外科手術として皮膚を小さく切開し、腎臓を直接確認して組織を採取します。

一般的には小児でも経皮的腎生検が行われますが、前に述べた腎生検に危険を伴う場合や、2~3歳未満の患者さん、腎生検後に安静が保てない場合には、確実な止血ができる開放腎生検が行われることがあります。

それぞれの手技の具体的な方法について次に述べます。

血液を固まりにくくする薬（抗血小板薬や抗凝固薬）を服用している患者さんの場合には、腎生検の一週間くらい前から服用を中止する必要がありますので、主治医の先生に必ず確認してください。

●経皮的腎生検

①患者さんは、おなかの下にタオルを敷いた状態でうつぶせになります。
②背中側から超音波で腎臓の位置を確認し、針を刺す場所を決めます。
③針を刺す場所を消毒し、上から滅菌された布をかけます。
④針を刺す場所に痛み止めの注射（局所麻酔薬[*17]）をした後に、鉛筆の芯ほどの太さの腎生検用の針を背中から刺していきます。
⑤針が腎臓の上に達したところで息を止めてもらい、その瞬間に腎臓を刺し組織を採取します。
⑥出血を防ぐため、針を刺した場所を5～10分間圧迫[*18]します。
⑦超音波で出血がないことを確認します。出血[*19]がなければ、2回目の針刺しを行います。
⑧このようにして2～3本の腎組織[*20]を採取します。

●開放腎生検

①全身麻酔を行います。
②皮膚を切開して、腎臓を直接確認し組織を採取します。
③確実に止血してから皮膚を縫合します。

＊17　小学校低学年以下の患者さんの場合、検査中の安静を保ち安全に実施するために、静脈麻酔や全身麻酔のもと完全に眠った状態で行うこともあります。

＊18　体重をしっかりかけて圧迫する必要があるため、おなかが強く挟まれて非常に苦しくなります。しかし、この圧迫が非常に大切なので頑張ってください！

＊19　出血があるようでしたら、再度圧迫を行います。

＊20　1本の組織は鉛筆の芯ほどの太さで、長さは1～2㎝程度です。傷跡は3～5㎜程度です。

(4) 腎生検の合併症

腎臓に針を刺して組織を採取する検査のため、いくつかの合併症に注意が必要です。

●血腫

腎臓の周りに出血してできた、たんこぶのような血の塊のことを血腫と言います。腎臓は血管がたくさん入り込んでいる臓器のため、小さな血腫は多くの患者さんに認められますが、時間とともに自然に小さくなり問題になることはありません。一方で、腎臓の大きさの1／3を超えるような大きな血腫ができた場合は、腰の痛みや発熱を伴うことがあります。

腎生検の数日後に血腫内に再出血をすることがあり、この際にも腹痛、腰痛、発熱などの症状が出ますが、安静にしていれば治癒することがほとんどです。非常に大きな血腫の場合、輸血が必要になることがありますが、この頻度は千人に2人程度と、かなり稀です。[*21]

実は、腎臓は後腹膜という場所にあり、おなかの中にはありません。腎臓は背中の筋肉の真下にあり、筋肉と腹膜に挟まれた位置に存在します。さらに、腎臓はゲロタ筋膜という膜に包まれており、出血してもゲロタ筋膜や背中の筋肉に阻まれるため、腎生検で大出血を起こすことは極めて稀です。

●血尿

アセロラジュースくらいのわずかに赤い尿が出ることがありますが、数日以内

＊21　この頻度は100人に2人程度とされています。

に治まります。一方、トマトジュースのような真っ赤な尿が出た場合には[22]、尿の通り道（尿道）が血液の塊で詰まらないように、カテーテルという管を尿道から膀胱に入れて、膀胱の中を生理食塩水で洗浄したり、血尿が治まるまでそのカテーテルを留置したりします。

●**感染症**

皮膚のバリアを破って針が体の中に入るので、細菌感染を起こす可能性があります。そのため、針を刺す前に消毒をしたり、抗生物質を投与したりして感染の予防を行います。頻度は極めて稀です。

●**他臓器損傷**

経皮的腎生検の場合、超音波で腎臓を確認して針を刺すため、理論的には肝臓や腸など近くの臓器を刺してしまう可能性があります。しかし、最近の超音波検査の画像精度は格段に進歩しているため、実際に他の臓器を刺してしまうことはほとんどありません。

(5) 腎生検後の生活

まず、腎生検後は6～24時間は仰向けのまま絶対安静となります（横を向くこともできません）。

翌日、痛みなどの症状、尿検査、血液検査や超音波検査などを行い問題がないことを確認したら、立ったり歩いたりすることができるようになります。

経皮的腎生検の場合、1週間前後で退院することが可能ですが、再出血を防ぐ

＊22　このようなひどい血尿の頻度は100人に1～2人程度です。

ため、術後2週間から1カ月間は、重い荷物を持ち上げるような腹圧をかける動作や激しい運動は避けてもらうようにしています。腎生検後1カ月以内に発熱、腹痛、腰痛、血尿を認めた場合には再出血の可能性がありますので、必ず主治医の先生に連絡するようにしてください。

Ⅵ ネフローゼ症候群と合併症

ネフローゼ症候群の発症時には、次のような合併症に注意しなければなりません。

1 感染症

ネフローゼ症候群では、血液中の蛋白質のうち免疫グロブリンという、免疫を担当する蛋白質（抗体）も尿に漏れ出てしまいます。そのため免疫力が低下し、肺炎や胃腸炎などの感染症にかかりやすくなります。また、おなかにたまっている腹水に細菌が侵入してしまうと重症感染症[*23]を起こすこともあります。肺炎球菌という細菌が腹膜炎を起こすことが多いため、ネフローゼ症候群の患者さんは肺炎球菌のワクチンを積極的に接種してください。

免疫抑制薬の内服中に水痘（水ぼうそう）や麻疹（はしか）にかかると重症化す

＊23 腹膜炎と言います。

るおそれがあるため、ステロイド薬や免疫抑制薬を使用中のお子さんが学校や幼稚園に通っていて、これらのウイルスへのワクチンの接種歴がない場合や抗体を持っていない場合は、特に注意してください。学校や幼稚園のクラスで水痘や麻疹が流行している間は休んでもらったほうが安全です。しかし、ある程度の抗体を持っていれば、感染を防げる、もしくは軽症化させることができます。

主治医の先生にお願いして、抗体を持っているか血液検査で調べてもらいましょう。

●予防接種

抗体がない場合は予防接種が必要となります。予防接種をきっかけに、ごく稀にネフローゼ症候群が再発することもありますが、免疫抑制薬を使用していない時期に予防接種を積極的に受けておくことは大切です。

予防接種には、弱毒化した処置を施した、水痘・麻疹・風疹・おたふくかぜ・BCG・ロタウイルスなどへの「生ワクチン」と、死んだウイルスや細菌の蛋白質などの一部からつくった三種(二種)混合・ヒブワクチン、肺炎球菌・日本脳炎・インフルエンザ・子宮頸がんウイルスなどへの「不活化ワクチン」があります。「不活化ワクチン」は、ステロイド薬や免疫抑制薬を使用していても安全に接種できます。一方、「生ワクチン」は免疫抑制薬使用中では原則として接種できません。

しかし免疫抑制薬を内服していても、病状が安定し、血液検査で免疫力の低下がないと確認された患者さんにおいては、「生ワクチン」を接種しても問題がな

学校との連絡を緊密に

担任の先生には、病気について話しておき、学校で流行性の感染症が発生した際には連絡をもらえるようにしておきましょう。

何より大切なことは、普段から手洗いやうがいの習慣をつけておくことです。予防に勝る治療はありません。

かったという報告がいくつかあり、実際に免疫抑制薬を内服している患者さんに「生ワクチン」を接種している施設もあります。免疫抑制薬を内服していても、水痘や麻疹に対する抗体を持っておらず、感染のリスクが高い患者さんにおいては、「生ワクチン」の接種について主治医の先生と相談してみても良いかもしれません。どのようなスケジュールで予防接種をしていくかについても、主治医の先生とよく相談してください。

インフルエンザについては、予防接種が積極的に勧められますが、効果的な抗ウイルス薬があるため、水痘や麻疹に比べると重症化する可能性は低いです。

2 血栓症

血栓症とは、血管の中に血の塊が詰まってしまい、臓器の機能が障害されることです。成人のネフローゼ症候群に比べると小児では稀な合併症ですが、肺、腎臓、脳、大きな静脈などに血栓症が生じることもあります。

ネフローゼ症候群で蛋白尿が出ているときは、血液を固める「凝固因子」と血液を固まりにくくする「抗凝固因子」のバランスが崩れ、さらに血管の中の水分の減少により血液がどろどろになり、血栓症を起こす危険性が高まります。

また、むくみにより体を動かさなくなることも血液を固まりやすくしてしまいます。そのため、生活指導の項目でも述べたように、過度の安静と水分制限は血栓症の危険を増加させるため勧められません。

Ⅶ ネフローゼ症候群の治療

1 日常生活の注意

「第5章　これで安心　日常生活」を参照してください。

2 アルブミン製剤

ネフローゼ症候群では尿中に大量の蛋白質が漏れているため、蛋白質の一つであるアルブミンを点滴で補充しても、入れた分だけ漏れてしまいます（ちょうど、大きな穴のあいた鍋に水を入れるようなものです）。そのため、次のような場合にのみ使用されます。

①むくみが強く、普段の生活が著しく制限される場合
②腸のむくみにより、嘔吐や腹痛、下痢などの症状が強い場合
③低血圧やショック状態のとき
④手術などを行うとき（むくんでいると傷の回復が遅れるため）

アルブミン製剤を点滴すると血液中のアルブミンの濃度が一時的に増えるため、血管の中に水分が戻ってきます。これを尿として出すことで、一時的にむく

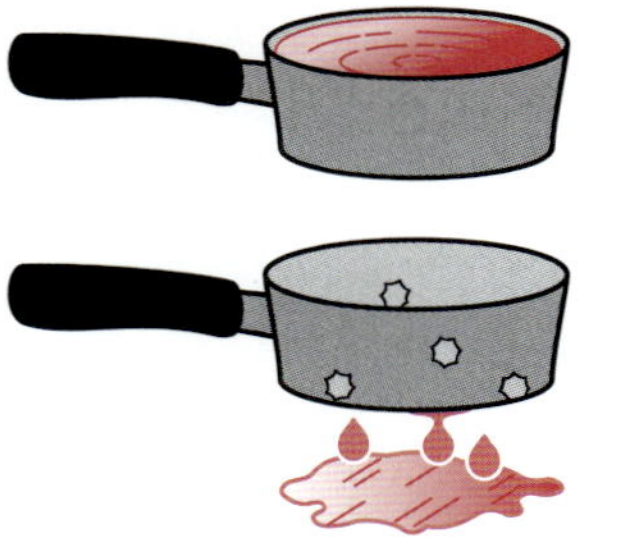
一時的に鍋の水は
いっぱいになるが…
大きな穴がたくさん
あるので、漏れて
鍋は空っぽに…

みを軽減させることがこの治療の目的です。アルブミン製剤の点滴終了時に、利尿薬（フロセミドなど）の注射をすることで、より多くの水分を尿として体外に出すことができます。

3　ステロイド薬（商品名：プレドニン、プレドニゾロン）

尿からの蛋白質の漏れを止めるために、まず使う薬がステロイド薬です。後で述べる免疫抑制薬は、主に再発の防止やステロイド薬が効かないときに使用する薬剤であり、これらの薬剤だけで蛋白尿の治療をすることはありません。ステロイドホルモンは、私たちの体内では副腎皮質という器官でつくられているホルモンの一種で、炎症を抑えたり、血圧を上げたり、血糖を上げたりする働きがあり、生命を維持するためには必須のホルモンです。そのホルモンを薬剤として、通常の分泌量より多めに使用します。

原発性ネフローゼ症候群は、ステロイド薬への反応の有無により２つのタイプに分類されますが、９０％の人はステロイド薬を開始して４週間以内に蛋白尿が消失します。ステロイド薬に反応がある場合は、ほとんどがステロイド薬開始後７〜１０日間以内に蛋白尿が消失します。

●ステロイド感受性ネフローゼ症候群

ステロイド薬開始後４週間以内に蛋白尿が消失（寛解）するもの。

●ステロイド抵抗性ネフローゼ症候群

ステロイド薬を開始して4週間経過しても蛋白尿が消失しないもの。

プレドニゾロンやプレドニンというステロイド薬を使用することが多く、一般的に体重当たり2㎎／㎏もしくは体表面積当たり60㎎／㎡の量で治療を開始します。初めて病気を発症した際は、ステロイド薬を4週間毎日服用し、病気の再発時には寛解するまで毎日服用します。その後は1日おきの服用方法[*24]に変更し、少しずつ減量していきます（漸減と言います）。

(1) 蛋白尿が再度出現する場合

ステロイド薬で蛋白尿が消失しても、再度蛋白尿が出現する場合があります。蛋白尿は、尿試験紙で尿蛋白が2+以上のことをいい、3日間連続で認められた場合は「再発」と定義され、再度治療が必要になることがあります。

ただし、蛋白尿は自然に消えてしまうこともあるため、実際には3日間以上観察し、血液検査で血液中のアルブミンの低下を確認してからステロイド薬の治療を開始することが多いです。

(2) ステロイド薬の副作用

ステロイド薬については、その副作用を心配される方も多いと思います。確かに、いくつかの副作用があることも事実ですが、ネフローゼ症候群の治療においい

＊24　1日おきの服用の方法や期間は、病院や本人の状況により異なりますので、主治医の先生に聞いてみてください。

ては欠かすことのできない薬剤です。そのため効果と副作用への正しい理解が重要です。

ステロイド薬の副作用としては、成長障害、緑内障・白内障、高血圧、感染症、食欲の異常亢進、気分の変化[*25]、胃痛、肥満、高血糖、筋肉痛、多毛、満月様顔貌[*26]、にきび、皮膚線条[*27]、骨粗鬆症[*28]、骨壊死[*29]などが挙げられます。ほとんどの副作用はステロイド薬の中止により症状が消失しますが、ステロイド薬を中止しても症状が残るのが、白内障、皮膚線条、骨壊死などです。また長期の使用に伴う副作用としては、白内障、糖尿病、骨粗鬆症、低身長などがあります。なかでも成長障害による低身長は、小児にとって最も大きな問題となります。

小児腎臓病の専門医はステロイド薬の使用にはたいへん慣れていて、副作用についてもよく理解して使用しています。しかし、低身長などの副作用が問題となるときは、後に述べるように免疫抑制薬を積極的に使用して、再発を防止しステロイド薬の使用量を減らす必要があります。

(3) ステロイドパルス療法

通常の10～30倍の大量のステロイド薬（メチルプレドニゾロン）を点滴で投与する方法です。3日間連続して投与を行い、それを1回の治療（1クール）としています。強力な免疫抑制作用により、ネフローゼ症候群の活動を急激に抑える治療法で、主にステロイド抵抗性ネフローゼ症候群に対して使用されます。

ステロイドパルス療法の副作用として、不整脈、高血圧、血栓症などがあるた

＊25　落ち込む、興奮して落ち着かなくなる、など。

＊26　ムーンフェイスと呼ばれ、顔が丸くなります。

＊27　肥満により、ちょうど妊娠線のように皮膚に肉割れの線ができます。

＊28　骨の密度が低下しますが多くは無症状で、骨折は比較的稀です。

＊29　大腿骨や膝の骨の血のめぐりが悪くなり、骨の組織が死んでしまいます。

め、心電図モニターをつけ、血圧を測りながら行います。ステロイド抵抗性ネフローゼ症候群に対する治療の場合は、寛解するまで繰り返し行うことが多いのですが、強力な治療のため連続して投与はできず、一般的には1〜4週間の間隔で1クール（3日連続が1クール）の治療を行います。状況によって治療の間隔が変わりますので、治療計画については主治医の先生と相談してみてください。

QA ステロイド薬の離脱症状とは？

ステロイドホルモンは生命の維持に必須のホルモンです。発熱、強い痛み、脱水などの症状があるとき、副腎皮質は普段より多めのステロイドホルモンを分泌して体を守ります。しかし、長期にステロイド薬を使用していると、副腎皮質は「外からホルモンが輸入されるのなら、国内（体内）ではつくらないでいいや」と考え、そのサイズが縮んでしまい、ステロイドホルモンをつくらなくなります。そのため、長期のステロイド薬の使用中に急にステロイド薬を中止したり、飲めなくなったりした際には、縮んだ副腎皮質が回復していないため、ステロイドホルモンの不足による症状（食欲不振、眠気、悪心、嘔吐、低血圧、ショック、低血糖、頭痛、筋肉痛、等）が起きることがあります。これをステロイド薬の離脱症状と言います。また、長期にわたりステロイド薬を使用していた人が使用を止めて2、3カ月以内に発熱、強い痛み、脱水などの症状を認めた際にも離脱症状が出ることがあるので注意が必要です。離脱症状に対してはプレドニゾロンを飲むことで予防します（体重30kg程度のお子さんの場合5mgを1日3回飲みます）。離脱症状に対するステロイド薬の使用方法については、お子さんの状況により異なりますので主治医の先生に聞いてみてください。

4 免疫抑制薬

頻回再発型ネフローゼ症候群[*30]やステロイド依存性ネフローゼ症候群[*31]の場合は、ステロイド薬の使用量を抑え副作用を減らすために、免疫抑制薬を使用して再発の予防を行います。また、ステロイド抵抗性ネフローゼ症候群の寛解導入の場合も、ステロイドパルス療法や免疫抑制薬を使用します。

小児ネフローゼ症候群の治療は長期に及ぶため、再発を減らし、ステロイド薬の副作用を減らすために、効果と副作用を考慮したうえで、患者さんの状況に応じて適切な免疫抑制薬を選択する必要があります。免疫抑制薬を必要とするネフローゼ症候群のお子さんは、免疫抑制薬の使用経験が豊富な小児腎臓病専門医に診療してもらうことが重要です。

免疫抑制薬には、いくつかの種類がありますので、代表的な薬剤を次に説明します。

(1) シクロスポリン（商品名：ネオーラル、サンディミュン）

1980年代半ばから使用されている薬剤で、Tリンパ球の活性を抑制することでネフローゼ症候群に効果を示します。ステロイド依存性ネフローゼ症候群や、頻回再発型ネフローゼ症候群の患者さんへの有効性が高く、多くの患者さんにおいて再発を減らし、ステロイド薬の減量や中止が可能となります。難治性のネフローゼ症候群に対して最も多く使用されている免疫抑制薬です。

＊30　1年間に4回以上再発する場合を言います。

＊31　ステロイド薬を減量している最中に再発するか、あるいは中止してから2週間以内に再発することが2回連続する場合を言います。

具体的には、使用開始後2年間の観察では7～8割の患者さんに再発予防効果が見られています。使用開始後2年間では、５０％前後の患者さんは一度も再発しません。ただし有効率は高いものの、中止した際には約2／3以上の患者さんが再発してしまう点が問題です。さらに、長期間使用していると次第に効果が落ちてくる場合[＊32]が、全体の1／4程度で起きます。

ステロイド抵抗性ネフローゼ症候群に対しては第一選択の薬であり、単独で使用したり、ステロイドパルス療法と併用したりします。その寛解導入率は2／3～3／4の割合であり、ステロイド抵抗性ネフローゼ症候群の治療には必須の薬剤です。

シクロスポリンの腸からの吸収には個人差があり、使用に当たっては服用前や服用2時間後の薬剤の血液中の濃度（血中濃度）を参考に投与量を決定します。

●シクロスポリンの副作用

副作用としては、長期に使用した際の腎障害の副作用（腎毒性）があります。初期の腎障害は、血液検査や尿検査では全くわからないため、シクロスポリンの開始前（施設により実施しないこともあります）と、開始後2～3年に1回くらいの間隔で腎生検を行い、薬の継続が可能かどうかを判断する必要があります。

その他の副作用としては、高血圧や多毛[＊33]などがあります。また、マクロライド系の抗生物質（クラリスロマイシン、アジスロマイシンなど）やグレープフルーツジュースと一緒に内服すると、シクロスポリンの副作用が強く出てしまうため

＊32　タキフィラキシーと言います。

＊33　毛深くなることです。

避ける必要があります。かぜなどでかかりつけの近くの小児科などを受診する際には、「マクロライド系の抗生物質を使用しないように言われている」と伝えてください。

(2) シクロホスファミド（商品名：エンドキサン）

1970年代から40年近くも使われている薬で、ステロイド依存性ネフローゼ症候群には効果が弱いのですが、ステロイド依存性でない頻回再発型ネフローゼ症候群の場合に有効なことが多く、この場合、投与2年後に約半数の患者さんが再発なく過ごせています。

●シクロホスファミドの副作用

服用中の副作用としては、嘔気・嘔吐、感染症、白血球の減少、脱毛、出血性膀胱炎などがあります。また服用後長期の副作用としては、発がん[＊34]の可能性の増加、性腺障害[＊35]などがあります。そのため、一生涯で使用できる量[＊36]が限られています。発がん性については、通常の投与量内であれば、その危険は極めて少ないです。また、思春期前に使用することで性腺障害の可能性も減少します。

ただし、6歳未満では寛解維持効果が6歳以上のお子さんより劣るという報告もあるため、私たちは、思春期前である小学校の低・中学年のお子さんに使用しています。また、シクロホスファミド投与後に後述するミゾリビンを維持療法として継続投与することで、寛解維持期間（再発なく過ごせる期間）を延ばす工夫も行っています。

＊34　リンパ腫や膀胱がん

＊35　無精子症、月経障害

＊36　2～2.5㎎／㎏で8～12週間のみを一生に1回使用することが多いです。

(3) ミゾリビン（商品名：ブレディニン）

日本で開発された薬剤で1990年代から使用されています。前述の二つの薬剤よりは、再発予防の効果は弱くなりますが、副作用が少ないのが特徴で長期間使用しやすい薬剤です。

再発を完全に予防するというより、再発を減らすのが目的という位置づけの薬剤ですが、なかには再発が完全に抑制される患者さんもいます。以前は1日に2〜3回服用する方法が主流でしたが、現在では1日1回にまとめて服用する方法が主流となっています。

(4) ミコフェノール酸モフェチル（商品名：セルセプト）

小児では腎移植後の拒絶反応予防に使用されている免疫抑制薬ですが、米国を中心にネフローゼ症候群の再発予防に対する有効性が多数報告されています。しかし、欧米でも日本でもネフローゼ症候群への保険適用はまだありません。[*37]

ミコフェノール酸モフェチルはミゾリビンによく似た構造と作用を持っていますが、ミゾリビンよりはやや強力な薬剤で、シクロスポリンよりはやや劣ります。次に紹介するリツキシマブの投与後に寛解維持療法として継続投与することで、リツキシマブの効果を高めることができます。ただし、この薬剤はネフローゼ症候群に対して保険適用が認められていないため、現在、保険適用取得を目指した臨床試験が行われています。

副作用としては、腹痛・下痢などのおなかの症状がありますが、重症の副作用

*37　保険の適用外使用となるため、日本では使用が難しいのが現状です。

は少なく長期の使用が可能です。

⑸ リツキシマブ（商品名：リツキサン）

免疫を担当している細胞の一つであるBリンパ球のみを抑制する薬[*38]です。当初は、Bリンパ球が異常に増殖してしまう「B細胞性リンパ腫」の治療にのみ保険適用がありました。しかし、2000年後半からネフローゼ症候群の蛋白尿減少効果が報告され、日本国内の小児腎臓専門医による治験（医師主導治験）を経て、2014年から難治性ネフローゼ症候群（頻回再発型またはステロイド依存性）に対する保険適用が認められました。

リツキシマブは点滴で投与します。前に述べた、種々の免疫抑制薬を用いても再発を繰り返す重症のステロイド依存性ネフローゼ症候群においてもステロイドを中止させる劇的な効果があり、小児ネフローゼ症候群の治療を大きく変えている薬剤です。

しかし、Bリンパ球の回復とともに再発する患者さんが多いこともわかっています。そこで、他の免疫抑制薬（ミコフェノール酸モフェチルなど）をリツキシマブの投与後に再発防止のため継続的に服用する、あるいはリツキシマブを定期的に投与することにより再発しない期間を延ばす工夫がなされています。

また、従来の免疫抑制薬にはない重大な副作用が極めて稀に起こります。進行性多発性白質脳症というウイルス性の脳症や間質性肺炎、潰瘍性大腸炎、B型肝炎ウイルス感染の悪化による劇症肝炎など、命に関わる副作用があることが、こ

＊38　米国では関節リウマチの治療薬としても使用されています。

の薬剤の注意点です。小児腎臓専門医の下で使用することが望ましいでしょう。

さらに、ステロイドパルス療法とシクロスポリンの併用療法でも寛解しない難治性のステロイド抵抗性ネフローゼ症候群[＊39]の患者さんにおいて、リツキシマブを追加投与することにより約2／3の患者さんを寛解導入（蛋白尿が陰性化すること）させる効果があることも特筆すべき点です。

(6) 漢方薬

ステロイド薬に反応があるネフローゼ症候群において、再発予防目的で柴苓湯《さいれいとう》という漢方薬を使用することもあります。ただし、その効果ははっきりしていません。

Ⅷ 長期的な経過

病気の長期的な見通しのことを「予後」といいます。ネフローゼ症候群の場合、あらゆる治療が効かずに蛋白尿が持続している場合を除いては、腎臓の機能が悪くなり透析や腎移植が必要になることはありません。つまり、何度再発しても、その度に寛解（蛋白尿が陰性になること）すれば腎不全にはなりません。

＊39　多くは巣状分節性糸球体硬化症です。

1　ステロイド感受性ネフローゼ症候群の予後

ステロイド感受性ネフローゼ症候群のうち、70〜80%の患者さんでは少なくとも1回以上は再発します。さらに、その半数は頻回再発型ネフローゼ症候群となり、その多くはステロイド依存性の経過をとり治療に難渋します。

頻回再発型ネフローゼ症候群や、ステロイド依存性ネフローゼ症候群の場合は、ステロイド薬の使用が長期に及ぶため、肥満、低身長、高血圧、糖尿病、白内障、骨粗鬆症などのステロイド薬の副作用を認めやすくなります。そのため、再発を減らしステロイド薬の副作用を減らすため、全体の1／3以上の患者さんが免疫抑制薬による治療を必要とします。ただし、年齢が高くなるにつれて再発の頻度が減少し、再発の重症度も改善します。全体の7〜8割の人は、成人になるまでに完治します。

免疫抑制薬などがない状態で3年間再発しない人の約80〜90%は完治し、5年間再発がなければ、その90%以上で以後再発はないと言われています。しかし、ステロイド依存性やステロイド抵抗性ネフローゼ症候群の既往がある患者さんでは、そうでない患者さんに比較して成人への持ち越しの頻度は高くなります。

2 ステロイド抵抗性ネフローゼ症候群の予後

ステロイド抵抗性ネフローゼ症候群は巣状分節性糸球体硬化症の場合が多く、ステロイドパルス療法やシクロスポリンなどの免疫抑制薬への反応が見られないと、5～10年ほどの経過で腎不全に移行する可能性が高くなります。

腎不全になる患者さんは、ステロイド抵抗性ネフローゼ症候群の1／4程度です。また、腎不全に至った巣状分節性糸球体硬化症の患者さんに腎移植が行われた場合、約1／3の患者さんで、移植した腎臓に巣状分節性糸球体硬化症が再発し、さらにその1／3は移植腎も腎不全になってしまうと言われています。

一方で、ステロイド抵抗性ネフローゼ症候群の患者さんの中には、免疫の異常により糸球体のスリット膜（図1）が壊れるのではなく、スリット膜の設計図である遺伝子の異常により病気を発症している方がいます(これを、遺伝性ネフローゼ症候群と言います)。遺伝性ネフローゼ症候群の場合、免疫の異常により病気を発症しているわけではないので、前述のステロイド薬や免疫抑制薬は無効であり、蛋白尿を減らす作用のある降圧薬（89・90ページ参照）などの治療に切り替える必要があります。また、腎不全に対して腎移植を行った場合、設計図が正常な腎臓に置き換わりますので、ネフローゼ症候群を再発することはほとんどありません。

遺伝性ネフローゼ症候群は遺伝子検査を行うことで診断できます。主治医の先生と相談してみてください。

3　寛解導入の重要性

ステロイド抵抗性ネフローゼ症候群であっても、一度寛解すれば、次の再発ではステロイド感受性になることも多く、とにかく寛解導入させることが重要です。一方、今までステロイド感受性だった患者さんが、突然ステロイド抵抗性になる場合もありますが、多くの場合、寛解導入が可能です。

Q A

移行医療とは？

ネフローゼ症候群や糸球体腎炎の患者さんの中には小児期の間に完治せず、成人まで持ち越す場合があります。また、透析療法や腎移植を受けている腎不全の患者さんにおいては、成人になってからも定期的な通院が必要です。

成人になってからは、生活習慣病や悪性腫瘍（がん）など成人に多く発症する病気や、妊娠・出産の問題に対応するためにも、小児科から内科への「転科（転院）」が推奨されています。これを「移行医療」と言います。さらに移行医療には、成人特有の病気への対応だけでなく、就学や就職、妊娠・出産の面でも移行が促され自立につながる可能性があるとされています。

しかし、２０１４年の日本小児腎臓病学会の調査では、５年間において小児科から内科へ転科した患者さんは３１％にとどまっているとのことでした。その理由としては、患者さんやご家族の希望が４割、小児科医の考えあるいは不決断が３割とされています。また、就職や就学による転居のタイミングで急に内科に転科をしたもののうまく適応できず、通院自体を止めてしまい病気が悪化する場合も少なくありません。

そのため、日本腎臓学会と日本小児腎臓病学会は、自立した生活が可能な思春期から成人期の患者さんが本来の能力を発揮し最大限のＱＯＬが得られるような生活を送ることを目標に、移行プログラムの作成を推奨しています。移行プログラムとは、思春期の患者さんが小児科から内科へ移るときに必要な医学的支援に加え、心理的・教育的・職業的支援に配慮した行動計画です。移行プログラムは、**表４**にあるような六つの領域について行動計画を作成することが重要とされています。

この移行プログラムは、成人になってから始めるのではなく１２～１４歳の早期に始めるべきとされ、１３歳頃からは、保護者の方ではなく患者さん自身が症状を訴え、治療に関し質問できることが望ましいとされています。病気に苦しんでいる患者さんではありますが、小児科医を含めて、過保護・過干渉にはならず、患者さんが能力に見合った教育を受け、職業をもち、経済的な自立ができるように、ご家族および医療者は患者さんの自立の妨げにならないように注意し、患者さんをサポートしていくことが必要と思われます。

表４　移行プログラム作成のための六つの領域

- 患者が自分の健康状況を自ら説明できる
- 患者が自ら受診して健康状態を説明し、服薬を自己管理する
- 妊娠への影響や避妊を含めた性的問題を話し合うことができる
- 様々な不安や危惧を周囲の人に伝えサポートを求めることができる
- 自らの能力と適性に合った就業形態の計画を立てられる
- 生活上の制限や注意事項、趣味などを含めたライフスタイルを話し合うことができる

IX 救急時の対応

1 再発への対応

再発とは、尿試験紙法で2+以上の蛋白尿が3日間連続で続いたことを意味します。しかし、蛋白尿が数日すると自然に消えてしまうこともあるため、実際にはステロイド薬の再開を必要とした場合のことを指します。早朝尿で2+以上の蛋白尿が2日間続いた場合は注意が必要です。しかし、実際には3日間以上様子を見て、血液検査などで血液中のアルブミンの低下を確認してから治療を開始することが多いです。

また、蛋白尿が出ているときに、むくみや腹痛、食欲低下、嘔気・嘔吐などの症状が見られる場合は、血液中の蛋白質の濃度の低下が強く、アルブミン製剤が必要となる場合もあるため、主治医の先生に早めに連絡してください。

2 かぜと再発の関係

ネフローゼ症候群では、かぜなどの軽症の感染症の場合でも、再発のきっかけとなることが少なくありません。そのため、保護者の方はかぜをひかせないようたいへん気を使うことになり、ついついお子さんの生活を制限しがちです。しかし、治療がうまくいき病気の活動性が抑え込まれている状態では、たとえかぜをひいても再発することは少ないものです。

どの程度の蛋白尿がどのくらい続いた場合に病院へ連絡するのか、主治医の先生と事前に相談しておきましょう。

覚えておきたいキーワード

先天性ネフローゼ症候群：遺伝子の問題で、生まれてすぐに発症するネフローゼ症候群

原発性ネフローゼ症候群：他の全身の症状はなく、ネフローゼ症候群のみをきたすもの

続発性ネフローゼ症候群：膠原病、慢性腎炎などの他の病気によって引き起こされるネフローゼ症候群

初発：初めて病気を発症したとき

かぜなどをきっかけに再発を繰り返す場合は、かぜをひかせないことも大切ですが、治療が不十分な場合も多くあります。そのようなときは、治療を見直す、あるいは強化することが再発を減らすことにつながります。

3 感染症

(1) 免疫抑制薬を服用していない場合

免疫抑制薬を飲んでいない場合は、一般的な対応で問題ありません。ただし、感染症をきっかけに再発することがありますので、尿試験紙法による早朝尿の検査は毎日きちんと行ってください。一方、かぜなどのときには、健康な人でも1+くらいの蛋白尿を認めますので、ネフローゼ症候群の患者さんでも数日で自然に蛋白尿が消える場合もあります。

(2) 免疫抑制薬服用中の場合

免疫抑制薬を服用中に、発熱したり、全身状態が悪くなったりしたときは、早めに主治医の先生へ連絡してください。感染の重症化防止のための対応や、免疫抑制薬の中止が必要となる場合があります。

また、水ぼうそうやはしかなど、免疫抑制薬を内服していると重症化する感染症もあります。周囲でそのような感染症が流行している場合には注意してください。本章Ⅵの合併症の感染症の項目（48ページ）にも予防接種の情報を記載しましたので、参考にしてください。

寛解：蛋白尿の消失を3日間連続で認めたとき

再発：寛解後、蛋白尿の出現が3日間続いたとき（ただし実際は、ステロイド薬による治療を必要としたとき）

ステロイド感受性ネフローゼ症候群：ステロイド薬開始後4週間以内に寛解するもの

ステロイド抵抗性ネフローゼ症候群：ステロイド薬を開始して4週間経過しても寛解しないもの

頻回再発型ネフローゼ症候群：1年間に4回以上再発する場合（初発の場合は、寛解後6カ月以内に2回以上の再発があったとき）

ステロイド依存性ネフローゼ症候群：ステロイド薬を減量している最中、あるいは中止してから2週間以内に再発することが2回連続する場合

また、発熱がなく鼻水や咳だけで抗生物質をもらう場合は、マクロライド系の抗生物質とシクロスポリンなど飲み合わせの悪い薬がありますので、処方する医師や薬剤師へ現在内服中の薬について必ず伝えましょう。[*40]

おわりに

ネフローゼ症候群は、長く付き合わなければならない病気の一つであり、どのお子さんも保護者さんも、様々なことについて心配したり不安になったりします。しかし、それだからこそ病気について勉強してください。勉強する内容は、インターネットや本書のような本からの情報でも構いません。不安の一番の原因は、「知らない」「わからない」ということです。

病気について知識を持つことで漠然とした不安を減らしましょう。もし、わからないことがありましたら、遠慮なく主治医の先生に聞いてみてください。お父さんお母さんたちの不安を少なくすることも私たち小児科医の仕事ですから、どうぞ遠慮なく。

＊40　商品名：クラリス、クラリシッド、ジスロマック、エリスロシン、など。

第3章

とことん解説Ⅱ　慢性腎炎

石川智朗

はじめに

本章では慢性腎炎について説明します。

腎炎は、何らかの免疫反応の異常により、自分の免疫システムが自分の腎臓を攻撃し、その結果、腎臓に炎症反応が起きてしまう病気です。

腎炎は炎症が起こる場所によって、糸球体腎炎と尿細管・間質性腎炎とに分けられます。尿細管・間質性腎炎は比較的稀な病気であり、一般的に腎炎と言うと糸球体腎炎を指すことが多いため、本章では糸球体腎炎について説明します。

I 糸球体腎炎の分類

発症の経過から、次のように分類されます（WHO（世界保健機関）の分類）。

1 原発性糸球体腎炎

- 急性腎炎症候群
- 急速進行性腎炎症候群
- 再発性・持続性血尿（血尿症候群）
- 慢性腎炎症候群

2　続発性（二次性）糸球体腎炎

他の臓器に病気がなく、糸球体腎炎が第一に起こっている場合を原発性と言い、糖尿病・膠原病や紫斑病などの病気に伴って腎炎が一症状として起こる場合を続発性（または二次性）と言います。

前述のように、原発性糸球体腎炎は主に五つに分類されます。以下、一つひとつの疾患について解説していきます。

Ⅱ　原発性糸球体腎炎

1　急性腎炎症候群

(1) 疫学

小児発症率は年間10万人あたり2～3人で、4～10歳の男児に多く見られます。

(2) 原因と病態

小児の場合、多くは、のどのかぜなどの上気道感染症から1～2週の潜伏期を経て発病することが多いとされています。

感染の原因菌としてβ（ベータ）溶血性連鎖球菌（溶連菌）が90%を占めますが、溶連菌以外の細菌やウイルス、その他の病原体が原因となることもあります。溶連菌は、咽頭炎や扁桃炎の原因となる細菌ですが、とびひ（伝染性膿痂疹）の原因にもなるため、とびひにかかってから2〜4週後に発病することもあります。身体に侵入した菌を攻撃する際に起きた免疫反応により、糸球体の血管内と血管の壁に炎症が起こり、血管の目詰まりを起こすことで、血液の濾過が障害され、排泄されるべき余分な水や電解質、老廃物が体内にたまり、むくみや血圧上昇を起こします。また、炎症によって傷ついた糸球体の血管から赤血球や蛋白質が漏れ出て、血尿や蛋白尿が出ます。

(3) 症状

症状としては、むくみ（浮腫）、尿量の減少、食欲不振、高血圧による頭痛、嘔吐などがあります。血尿や蛋白尿の程度、合併症の程度は様々です。重症の場合は、高血圧により痙攣を起こしたり、腎機能が低下することもあり、その場合は入院による治療・管理が必要になります。

(4) 検査項目・診断

血尿や蛋白尿、高血圧やむくみ(浮腫)などから腎炎を疑い、さらに溶連菌の感染が血液検査やのどの細菌検査などで特定されれば、経過から診断がつきます。また、血液検査上、急性腎炎の免疫反応が起こったときに消費される補体[*一]という

免疫と腎炎

人間は、体外から侵入した異物から身を守るために、自己か非自己かを識別するシステムを持っており、そのシステムを司っているのが「免疫」です。免疫反応を引き起こす物質を「抗原」と言います。例えば、細菌やウイルスの一部、アレルギーを起こす物質、ときには自分の体の蛋白質等が抗原として免疫システムに認識されます。一方、それに対する防御のためにつくられる蛋白質を「抗体」と言います。体内では抗体と抗原が合体して免疫複合体（抗原と抗体がくっついたもの）をつくります。多くの腎炎では、異常な免疫反応が生じ、腎臓に免疫複合体が沈着し、炎症を起こすとされています。

蛋白質が血液中で減少していることも診断の手がかりとなります。なお、他の糸球体腎炎と区別がつかない場合には腎生検を行うことがあります。

(5) 治療

急性糸球体腎炎は自然に治癒する腎炎ですので、保存的療法や対症療法を行いながら治癒を待つのが原則です。治療は①**安静**、②**食事療法**、③**薬物療法**の3本柱で行います。

①安静

高血圧や全身の浮腫が強い場合は、ベッド上での安静が必要ですが、それらが改善して血尿や蛋白尿だけであれば、安静にする必要はありません。

しかし、歩行などの運動によって血圧が高くなったり、尿所見が悪くなるようであれば安静が必要になります。持続する蛋白尿に対しては、軽度の蛋白尿なら運動制限も不要です。

②食事療法

むくみ・高血圧があるときは塩分制限と水分制限を行います。塩分制限は1日1～3g程度から開始することが多いのですが、味が薄すぎると食欲が落ちてしまい、必要なエネルギーを摂取できないことがあります。そのため、食欲が出る範囲での塩分制限を、患者さんに合わせて設定することが望ましいです。

利尿薬を中止しても、症状や検査結果が悪化しない場合は、速やかに普通食に戻します。腎機能が悪ければ、たんぱく質・カリウム・リンの制限が必要になる

＊1　補体は、肝臓で合成され、血中に放出されます。病原菌排除の働きがあり、免疫反応において重要な蛋白質です。

ことがありますが、多くは一時的な制限です。

③薬物療法、その他

高血圧やむくみがある、高カリウム血症がある場合には利尿薬[*2]や降圧薬[*3]を使用します。溶連菌の感染が認められた場合、除菌のためにペニシリン系・セフェム系などの抗生物質を5～10日前後使用することがあります。

一部の重症例では、稀に一時的に透析療法を必要とすることもありますが、そのまま維持透析に移行することはありません。

(6) 予後

適切な治療や管理により、急性腎炎症候群の多くは数カ月以内に完治します。また、将来的に腎臓にダメージを残すことも極めて稀です。

ただし、発症後2カ月程度経過しても補体の回復が認められない場合は、急性糸球体腎炎以外の慢性糸球体腎炎の可能性があるので、正確な診断のために腎生検が必要です。なお、一度、急性糸球体腎炎になった患者さんが2回目の急性糸球体腎炎になることは、ほとんどありません。

2 急速進行性腎炎症候群

(1) 疫学

中高年以降の成人に多く、小児における発症頻度は不明ですが、比較的稀な病気です。

*2 商品名：ラシックスなど

*3 商品名：アムロジン、ノルバスク、セパミット、アダラートなど

*4 ANCA関連腎炎など

(2) 原因・病態

突然の発症から、数週～数カ月の間に大半の糸球体が破壊された結果、急速に腎機能が悪化し、慢性腎不全に進行する予後の悪い腎炎を指します。小児では稀ですが、成人に多い抗好中球細胞質抗体（ＡＮＣＡ）が原因となる場合もあります。多くは、異常な免疫反応を伴う状態が原因[*4]で起こります。

(3) 症状

症状としては、蛋白尿、血尿（肉眼的血尿を含む）、むくみ、尿量減少、腎機能低下などに加え、貧血、全身倦怠感、発熱、食欲低下などの全身症状を示すこともあります。

(4) 治療

原因は様々であるため、疑われたら速やかに腎生検を行い診断し、治療方針を決定します。腎生検では、半月体という特徴のある所見が見られることが多いです（図１）。細胞性半月体が主なうちは、治療による改善が見込めますが、線維性半月体が主になった時期では、すでに治療が無効なことがほとんどです。本症は急激に腎不全が進行するため、いかに早期に診断して、早期に強力な治療を開始す

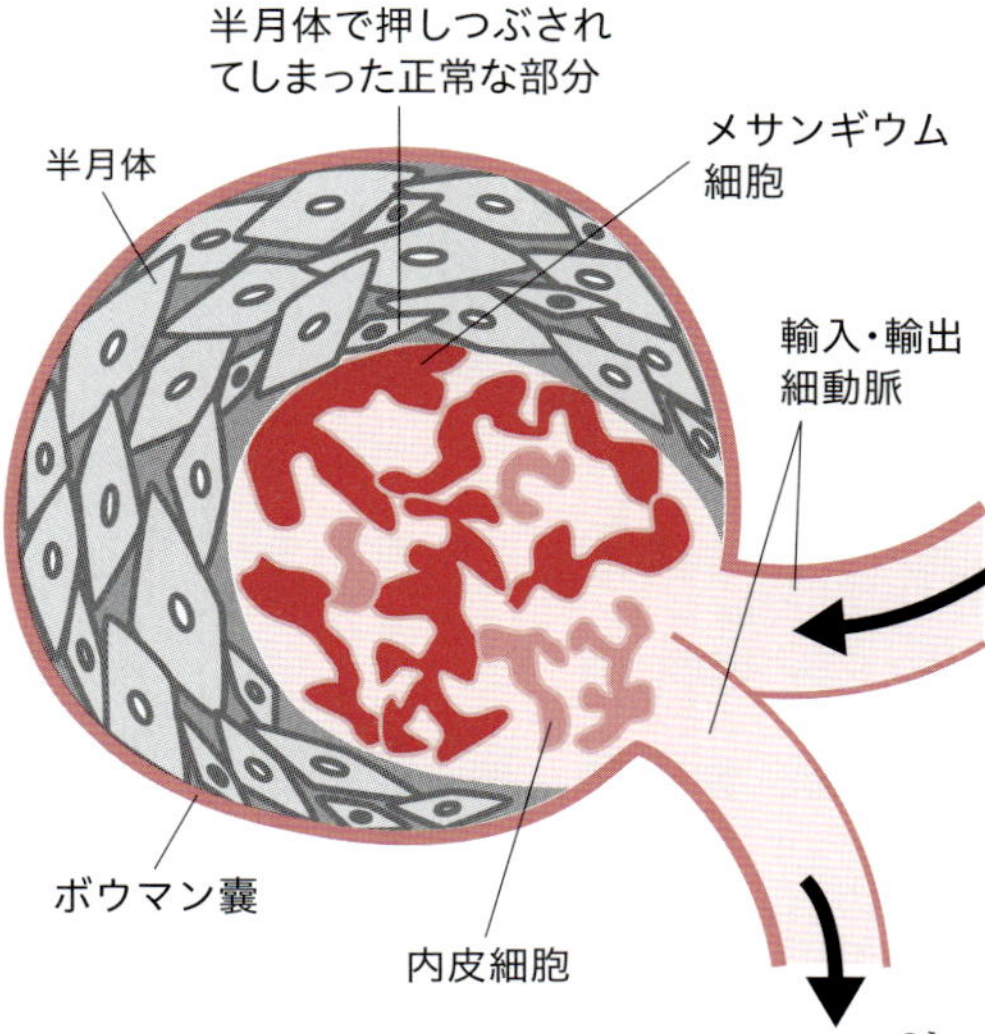

図１　急速進行性腎炎症候群のボウマン嚢《のう》

半月体とは

急速進行性腎炎症候群では、強烈な炎症による糸球体内の血管の傷害により、炎症性物質が糸球体の血管の外側に漏出します。大量の炎症性物質の漏れにより、ボウマン嚢と糸球体内の血管との隙間に炎症細胞が集まり、半月形の構造物をつくります。炎症の初期は細胞が主体の「細胞性半月体」が中心ですが、糸球体が破壊され慢性化すると「線維性半月体」が中心になります。

るかが最も重要です。ステロイド薬・免疫抑制薬などによる強力な治療を行います。

(5) 予後

治療の進歩により、本症の予後は年々改善傾向にありますが、治療の介入が遅れた場合は、数カ月〜数年以内に腎不全に移行する可能性が高くなります。

3 再発性・持続性血尿（血尿症候群）

(1) 原因・病態

血尿とは、尿に血液が混じっていることを言います。

●眼で見てわかるものは「肉眼的血尿」。

●検査をして初めてわかるものは「顕微鏡的血尿」もしくは「無症候的血尿」。

こちらが大多数を占め、学校検尿などで発見されます。

血尿症候群は家族歴を有する「良性家族性血尿」[＊5]が1／3程度を占め、それ以外も良性で心配のないものがほとんどです。そのため、血尿だけであれば、尿検査や血液検査による定期的な経過観察のみでよいです。

(2) 蛋白尿出現の場合

経過観察中に蛋白尿が出現してくることがあれば、慢性糸球体腎炎の可能性があるため、腎生検が必要になります。

また、初めから血尿に蛋白尿を伴うものは、慢性糸球体腎炎の可能性が高いた

＊5　良性家族性血尿とは、糸球体内の毛細血管の壁が生まれつき薄くて脆いために血尿をきたす、良性の体質性の血尿です。だいたい家族歴があることが多く、学校検尿で発見される血尿の1／3程度と推定されます。血尿のみで蛋白尿は認めません。

大原則
腎炎、ネフローゼの大原則として「蛋白尿は腎臓を障害するが、血尿のみであれば腎機能は障害されない」という事実があります。

め腎生検が必要になります。

(3) 肉眼的血尿の場合

肉眼的血尿の場合は、小児では極めて稀ですが、尿路結石や腫瘍の可能性を除外する目的で超音波やCTなどの検査を行います。ちなみに、肉眼的血尿で色調が赤いものは尿路結石、出血性膀胱炎、腫瘍などを考え、色調が茶色系[*6]の場合は糸球体腎炎の可能性があります。

さらに、咽頭炎や発熱に伴い茶色系肉眼的血尿を繰り返す場合は、次項に述べる慢性腎炎症候群の可能性があるため、注意深い経過観察が必要となります。

(4) 良性の蛋白尿（体位性蛋白尿）

なお、蛋白尿のみの場合では、体位性蛋白尿（起立性蛋白尿）が最も多い原因です。体位性蛋白尿とは、思春期のやせ型の子どもに多く見られる良性の蛋白尿であり、やせ型の体型のため腎臓の周囲の筋肉や脂肪が少なく、腎臓が体内で動いてしまうことで蛋白尿を生じると考えられています。年齢とともに体つきがしっかりしてくると蛋白尿は消失します。特徴的な点は、横になって安静にしているときには異常がなく、起きて体を動かすと（起立した体勢になると）蛋白尿が見られることです。寝る直前に完全に排尿をして早朝に採尿すると、夜間は起立しないため蛋白尿が陰性になりますが、学校から帰ってきたときなどに採尿すると蛋白尿が陽性になります。また、思春期のお子さんでは早朝尿が濃縮されやすいため、正常でも試験紙法で1+くらいの蛋白尿を認めることがあります。

*6 麦茶、ウーロン茶、紅茶、コーラのような色。

これら以外では、尿細管から漏れる蛋白尿、生まれつきの腎臓の低形成、腎瘢痕[*7]の可能性を考え、詳しい検査が必要になります。

4 慢性腎炎症候群

(1) 疫学

慢性腎炎は、慢性糸球体腎炎とも言われ、最も多い腎臓病です。子どもで慢性腎炎症候群を呈する病気には、IgA腎症、紫斑病性腎炎、膜性増殖性腎炎、膜性腎症、全身性エリテマトーデスに合併するループス腎炎などが含まれます。

(2) 症状

むくみや肉眼的血尿などの症状で発見されることもありますが、自覚症状は乏しく、多くの場合、学校検尿などの健診で血尿・蛋白尿、高血圧などにより発見されることが多いです。

(3) 原因・病態

腎糸球体障害による血尿・蛋白尿などの尿所見が持続する状態を指し、放置すると腎機能の低下を招く可能性のある病気です。一つの病気ではなく、様々な病気の総称です。原因はわかっていないことも多いのですが、免疫反応の異常が原因としてあり、体内に入ってきた異物や自己の蛋白質（抗原）に対して過剰反応を起こしてつくられた抗体が、抗原と結合して複合体をつくり[*8]、それらが腎臓に沈着し炎症が起きてしまい発症します。

＊7　感染症などにより腎臓に傷がついていること。

＊8　免疫複合体と呼ばれます。

(4) 検査項目

一般的には、腎機能や病気の重症度等は、症状の経過、尿検査や血液検査、あるいは画像検査によってある程度はわかります。また、いくつかの血液検査により慢性糸球体腎炎のタイプ(診断名)を推定することができます。しかし、腎臓の組織検査(腎生検)を行わない限り、慢性糸球体腎炎のタイプ(診断名)やその重症度を正確に知ることは不可能です。

慢性糸球体腎炎の診断、治療方針の決定、治療効果の判定には腎生検が欠かせません。慢性糸球体腎炎を疑い腎生検を実施する必要がある状態は、次の場合です。

●腎機能が悪化してきたとき(緊急腎生検の適応です)

●蛋白尿が1+が半年以上、2+以上が3カ月以上持続するとき

前述したように、血尿のみでは腎機能は悪化しないため、原則的には腎生検の必要性はありません。腎生検の方法や合併症については、ネフローゼ症候群の項目に詳しく述べていますので参考にしてください(43ページ)。

次に、慢性糸球体腎炎に分類される個々の病気について説明します。

4-1 IgA腎症

(1) 疫学

学校検尿などの尿検査で、血尿や蛋白尿を指摘されたり、あるいはかぜに伴っ

て肉眼的血尿が出現して発見されることが多い病気です。年齢的には、小学校高学年から中学生で、男児に多い傾向があります。小児でも成人でも最も多い慢性糸球体腎炎です。

(2) 症状

多くの患者さんで自覚症状はありませんが、稀にむくみや高血圧で発見されることもあります。

(3) 原因・病態

腎生検所見では糸球体の中のメサンギウム[*9]細胞の増殖が見られ、メサンギウム細胞の周辺に免疫グロブリン（抗体）の一種のＩｇＡという蛋白質が糸球体に沈着し、炎症が起きる病気です。何らかの抗原に対する抗体としてＩｇＡがつくられ、これらが結合したものが、メサンギウム領域に沈着すると考えられていますが、原因となる抗原は不明です。

しかし、ＩｇＡ腎症の患者さんでは高頻度で扁桃腺の炎症が見られることが知られており、そのような患者さんでは、のどの慢性炎症を起こす細菌が抗原になっていると考えられています。また、ＩｇＡの形に異常が存在することから、何らかの遺伝学的な要素も推定されています。

(4) 診断

尿検査や血液検査では、腎臓のある程度の状態は推測できますが、診断を確定させるためには腎生検が必要です。

*9　糸球体の毛細血管の周囲には、「メサンギウム細胞」という糸球体の血管を支える細胞があります。メサンギウム細胞とその周囲のメサンギウム領域に分かれていますが、様々な腎炎でメサンギウム細胞の増殖やメサンギウム領域の拡大が引き起こされます。

(5) 治療・予後

腎機能の予後を決めるのは、尿蛋白の多さと、腎生検所見で見られるメサンギウム細胞の増殖の程度、糸球体の毛細血管内の炎症細胞の多さ、半月体の有無と程度であり、それらの程度により治療方針を決定します。治療の進歩により、劇的に腎臓の予後は改善していますが、早期発見・早期治療が前提となります。

●腎生検で炎症の程度が軽いもの

腎組織の炎症が軽度の場合には、アンジオテンシン変換酵素阻害薬／アンジオテンシンⅡ受容体拮抗薬や抗血小板薬など、副作用の少ない軽めの薬剤を用いて治療します。効果が乏しい場合は、ステロイド薬や免疫抑制薬の使用を検討します。

●腎生検で炎症の程度が激しいもの

腎組織の炎症が高度の場合には、強力に治療しないと、長期的には腎機能が高率に低下[*10]するため、ステロイド薬や免疫抑制薬などを含む強力な治療を行います。なかでも、いくつかの薬を組み合わせる「カクテル療法」[*11]という治療法は小児でも有効性が確立されている治療法です。この治療は最低2年間の治療期間ですが、最初の1カ月は入院して行うことが多いです。

●扁桃摘出＋ステロイドパルス療法

IgA腎症では扁桃（扁桃腺）に慢性炎症がある場合も多いため、成人では扁桃を手術で摘出してからステロイドパルス療法を実施する、「扁桃摘出＋ステロ

＊10　15年後に3割程度と言われています。

＊11　ステロイド薬、免疫抑制薬を軸として、抗血小板薬、アンジオテンシン変換酵素阻害薬／アンジオテンシンⅡ受容体拮抗薬、抗凝固薬などを追加します。

イドパルス療法」を行う施設も多くあります。

この治療法[*12]は、小児でも有効とする報告はありますが、小児では臨床試験による有効性がまだ確認されておらず、今後の評価が必要です。

そのため、私たちの施設では、びまん性メサンギウム増殖を伴うＩｇＡ腎症に対してはカクテル療法を基本としています。しかし、頻回に扁桃腺炎による発熱を繰り返し、そのたびに肉眼的血尿をきたす場合やカクテル療法が無効な場合、カクテル療法でも再燃する場合などには試みる価値がある治療かもしれません。

日本小児腎臓病学会のホームページに[*13]小児ＩｇＡ腎症の治療ガイドラインがありますので、参考にしてみてください。

4-2　膜性増殖性糸球体腎炎、Ｃ３腎症

(1) 疫学

膜性増殖性糸球体腎炎とＣ３腎症は類似の疾患と考えられています。多くは学校検尿で発見されますが、小児における原発性糸球体腎炎の数％と発症頻度は高くありません。膜性増殖性糸球体腎炎の発症はやや年長児に多く、近年、発症する患者さんは減少している傾向があります。Ｃ３腎症は、近年新しく確立された疾患概念です。

(2) 原因・病態

膜性増殖性糸球体腎炎には、原因がはっきりしない「特発性」と、基礎疾患（膠

＊12　成人では全例に扁桃摘出を行う施設が多いのですが、明らかな慢性扁桃炎のない小児に対しても、全身麻酔をかけて扁桃摘出手術を行うことは負担になります。

＊13　小児 IgA 腎症治療ガイドライン
http://www.jspn.jp/pdf/Iga.pdf

原病やB型・C型肝炎ウイルスによる感染症など）が原因の「二次性」に分類されます。病態に関してはいまだ不明ですが、血液中の「補体」が低下することから補体系の免疫が関与していると思われます。C３腎症でも、血液中の「補体成分のC３」が低下します。

⑶ 診断

病理組織により診断されますので、腎生検が必要となります。腎生検により、免疫複合体がたまる部位によってⅠ〜Ⅲ型に分類されます。また、糸球体にC３という補体蛋白が主に付いている場合はC３腎症と診断されます。

⑷ 治療

両疾患ともステロイド薬や免疫抑制薬が治療の中心になります。初期にはステロイドパルス療法を施行することもあります。軽症例では、アンジオテンシン変換酵素阻害薬／アンジオテンシンⅡ受容体拮抗薬や抗血小板薬などで治療します。

⑸ 予後

学校検尿などで早期に発見され、早期に治療が開始されたⅠ型・Ⅲ型の腎機能の予後は良好です。C３腎症の予後は報告により様々です。

高度蛋白尿や腎機能障害がある場合、さらに蛋白尿と補体が低い状態が持続する場合、多くの半月体が見られる場合、Ⅱ型の場合は、Ⅰ型・Ⅲ型に比較すると予後は悪くなります。

4-3　膜性腎症

(1) 疫学

成人ではネフローゼ症候群をきたすことが多く、とても頻度の高い腎炎ですが、小児では比較的稀な腎炎です。成人と異なり、小児の膜性腎症は小児ネフローゼ症候群の原因の3%未満で、蛋白尿の程度も軽いことがほとんどです。

多くは学校検尿で発見されます。特発性と続発性（二次性）に分けられますが、小児においては原因不明の特発性が多いと言われています。

(2) 原因・病態

膜性腎症は、免疫複合体が糸球体の血管に沈着して腎臓の濾過機能を障害します。

大部分は、原因がはっきりしない「特発性」ですが、B型・C型肝炎ウイルスなどによるウイルス感染症、全身性エリテマトーデス、悪性疾患によるもの、薬剤によるものなど、続発性の膜性腎症も存在します。

(3) 検査・診断

確定診断は腎生検で行います。

(4) 治療

確立した治療はないため、成人の治療を参考にしながら治療します。

特発性の場合、蛋白尿が少ない腎機能が正常の症例では約3～4割が、特別な治療もなく治ることがあります。

●軽度の蛋白尿が持続する場合

アンジオテンシン変換酵素阻害薬／アンジオテンシンⅡ受容体拮抗薬や抗血小板薬などの軽めの治療を選択します。

●高度の蛋白尿やネフローゼ症候群を呈する場合

ステロイド薬や免疫抑制薬（シクロスポリンなど）で治療します。

●二次性の場合

基礎疾患に応じた治療（薬剤性であれば薬剤の中止等）が第一です。

⑸ 予後

自然によくなる場合も多く、小児の膜性腎症の予後は一般的に良好と考えられています。ただし、治療をしても大量の蛋白尿が持続する場合、後の経過はよくありません。病気の進行はゆっくりで、将来腎不全になるのは全体の一割未満です。

5 ネフローゼ症候群

「第2章　とことん解説Ⅰ　ネフローゼ症候群」を参照してください。

Ⅲ 続発性（二次性）糸球体腎炎

小児の続発性糸球体腎炎で最も多いのは、紫斑病性腎炎です。

1 紫斑病性腎炎

(1) 原因・病態

この病気は、血管に炎症が起こるＩｇＡ血管炎という病気に伴う腎臓の合併症です。ＩｇＡ血管炎は、下肢の出血性の皮疹（紫斑）、関節痛、腹痛を特徴とする子どもに多い病気です。ＩｇＡ血管炎の半分の患者さんは、糸球体腎炎を合併し血尿や蛋白尿が出ます。紫斑が症状として出現するので紫斑病性腎炎と呼ばれています。

病名が、前に説明したＩｇＡ腎症と紛らわしいのですが、実際ＩｇＡ腎症とはよく似た腎臓の病変を示します。しかし、紫斑病性腎炎は幸いなことに、９割の患者さんは無治療で自然によくなります。

(2) 検査

腎生検では、前に述べたＩｇＡ腎症に似た所見を示します。急激に腎機能が悪化する場合や、高度の蛋白尿がある場合、発症後半年以降も蛋白尿が持続する場合などでは、腎生検を実施し、その所見をもとに治療方針を決定します。

(3) 治療

高度蛋白尿を示す場合や腎生検の所見で半月体が多い場合などでは、腎機能が将来悪化する可能性があるため、ステロイド薬や免疫抑制薬を用いた強力な治療(カクテル療法)が必要になることがあります。それ以外の場合は経過観察するか、アンジオテンシン変換酵素阻害薬/アンジオテンシンⅡ受容体拮抗薬や抗血小板薬などの軽めの治療を選択します。

Ⅳ 慢性腎炎に使用される治療薬

前述のように、持続する蛋白尿は腎臓を障害しますが、血尿は腎臓を障害しません。そのため、慢性腎炎の治療の最初のゴールは蛋白尿を消すことです。また血尿については、たとえ持続していても腎機能は保たれますが、治療で消失するのであれば、より望ましいと言えます。

慢性腎炎に対しては様々な薬が使用されますが、代表的なものを次に示します。治療薬の詳細については、「第2章　とことん解説Ⅰ　ネフローゼ症候群」の治療の項目も参考にしてください。

＊14　ネフローゼ症候群の基準を満たす場合などがあります。

＊15　その他の続発性糸球体腎炎は、全身性エリテマトーデスなどの膠原病、悪性腫瘍など多岐に及びますが、ここでは割愛します。

1 ステロイド薬(商品名：プレドニン、メドロールなど)

慢性糸球体腎炎において、ネフローゼ症候群を伴う場合、腎機能の低下を伴う場合、半月体が腎生検で多数認められる場合、びまん性のメサンギウム細胞増殖を伴うIgA腎症などで重症の場合などに、使用されます。

ステロイド薬は強力な作用を有する半面、様々な副作用[*16]があります。

IgA腎症に対して行われるカクテル療法では、初めの1カ月は連日ステロイド薬を服用し、以後は1日ごとの服用に変更しながら減量し、合計2年程度使用する方法がよくとられます。

2 ステロイドパルス療法

通常はメチルプレドニゾロン（商品名：ソル・メドロール）というステロイド薬を用います。大量のステロイド薬を短期間に静脈注射する方法です（通常3日間）。3日間の治療をまとめて1クールと呼びます。

強力な抗炎症作用があり、たいへん効果的かつ即効性のある治療法です。

腎生検で強い活動性の認められた慢性糸球体腎炎やネフローゼ症候群を伴う場合、腎機能障害を伴う場合に対して、早急な治療効果を得るために、治療開始時の導入療法として使用されます。高血圧などの副作用に注意する必要があります。

＊16 「ネフローゼ症候群の治療」（51ページ）に詳しく記載されていますので、参考にしてください。

3　免疫抑制薬

シクロスポリン（商品名：ネオーラル）、シクロホスファミド（商品名：エンドキサン）、ミゾリビン（商品名：ブレディニン）、アザチオプリン（商品名：イムラン）などが用いられます。これらは原則としてステロイド薬と併用されます。免疫抑制薬の副作用についても第2章の「ネフローゼ症候群の治療」に記載されていますので、ここではアザチオプリンについて追加記載します。

●アザチオプリンの副作用

アザチオプリンは古典的な免疫抑制薬であり、ＩｇＡ腎症などのカクテル療法に使用されてきました。

副作用としては脱毛、消化器症状、白血球減少、感染症、膵炎などがあります。1〜2㎎／㎏を1日1〜2回に分けて使用します。日本人ではやや副作用が出やすい薬剤であり、注意して使用する必要があります。尿酸を下げる薬（アロプリノール、フェブキソスタット）とは副作用が強くなる可能性があり、併用できない、もしくは慎重に併用する必要があります。

4　レニン‐アンジオテンシン系阻害薬

アンジオテンシン変換酵素（ＡＣＥ）阻害薬（エナラプリル（商品名：レニベース）、リシノプリル（商品名：ロンゲス）など）や、アンジオテンシンⅡ受容体拮抗薬（ARB）〔ロサルタン（商品名：ニューロタン）、カンデサルタン（商品名：ブロプレス）、バルサルタン（商品名：ディオバン）など〕は、本来は降圧薬として使用されています。

しかし、これらの薬剤は血圧を下げるだけではなく、慢性糸球体腎炎の蛋白尿を減らす効果があり腎臓を保護するため、慢性糸球体腎炎にも有効な薬剤です。

代表的な副作用に、たちくらみ、めまい、低血圧、空咳、貧血、血清カリウムの上昇などがありますが、副作用は少なく使用しやすい薬剤です。ただし、胃腸炎や高熱などで水分が摂れない状態では、血清カリウムの上昇のおそれがあるため、そのような際は一旦中止すべきです。このようなときの対応を主治医と話し合っておくのが良いでしょう。また、これらの薬剤は妊娠中に使用すると胎児の腎臓に障害を発生させることがあるため、服薬を事前に中止してから妊娠したほうが良いとされています。

5 抗血小板薬

慢性糸球体腎炎の病態の進展や悪化には、血を固める成分である血小板が異常に活性化することが関与していると考えられています。このため、血小板の作用を抑える薬（抗血小板薬）〔ジピリダモール（商品名：ペルサンチン）〕が用いられます。

副作用としては、頭痛、動悸、顔面の熱感、出血傾向などがありますが、副作用は少なく使用しやすい薬剤です。

6　抗凝固薬

ワルファリン、ヘパリンが用いられます。糸球体の毛細血管の血栓が、慢性糸球体腎炎を悪化させると言われています。このため、血液の凝固を抑える抗凝固薬が用いられます。

抗凝固薬の内服ではワルファリンが、点滴としてはヘパリンが用いられます。これらの薬は用量が少ないと効果が得られず、多すぎると出血をきたすことがあります。そのため適切な用量を決めるまで、何度か血液検査を行う必要があります。

7　漢方薬

柴苓湯《さいれいとう》などが用いられます。腎炎では柴苓湯の効果が報告されています。副作用は少ないのですが、効果に個人差がかなりあります。

V　腎炎患者における生活制限

「第5章　これで安心　日常生活」を参照してください。

抗凝固薬の禁止事項

ワルファリンでは納豆を食べると薬の効果が減少するので食べてはいけません。

頭部を強くぶつける可能性のあるスポーツは、出血の危険を回避するため禁止とします。

過剰な運動制限や食事制限は、子どもの成長の妨げになることがあり、このことについて、主治医や学校の先生らとよく話し合うことが望ましいです。

Ⅵ 予後

慢性糸球体腎炎は、治療に反応せず次第に腎機能が悪化する予後の不良な病気と考えられていました。実際、今でも成人における透析導入の原因疾患の第2位を占めています(1位は糖尿病)。

確かに、適切な治療が行われない場合には進行し、慢性腎不全に至るおそれがあります。

しかし、わが国では学校検尿の普及とともに、症状のない早期に発見され適切な治療が行われることが多く、小児の慢性糸球体腎炎は完治する場合がほとんどになりました。

蛋白尿が持続する場合は長期的には腎機能障害を生じるため、治療の目標では蛋白尿を陰性化させることが最も重要です。

高血圧と慢性腎炎

慢性糸球体腎炎では、糸球体高血圧(糸球体の中の血圧が高い)と尿蛋白によって腎機能障害が進展すると考えられています。慢性糸球体腎炎では、糸球体に入る血管が拡張して、全身の血圧がそのまま伝わり、糸球体の中の血圧が高い状態(糸球体高血圧)になります。そして、糸球体高血圧は、糸球体から漏れる尿蛋白量を増加させます。さらに、漏れた尿蛋白は、尿細管や間質にダメージを与えて腎機能を悪化させてしまいます。したがって、高血圧があれば、全身の血圧を下げて、糸球体内圧を是正することで、慢性糸球体腎炎を悪化させないようにすることが重要です。

おわりに

急性期や早期を過ぎてしまい慢性化した腎臓病では、病気そのものを治すことは難しく、完治は期待できないこともあります。しかし、食事療法や薬物療法によって病気の進行を抑え、残された腎機能をなるべく維持させることが、健やかで快適な生活を続けるうえでも大切です。

慢性の腎臓病では、患児やその親御さんが、病気としっかり向き合うことが重要です。そのためにも、ご家族を中心に主治医、看護師などの病院スタッフと連携し合うことが大切です。また、同じ病気と闘っている患児やそのご家族と、病気のことや日常生活の悩みなどをお話しすることも良いと思います。ともに病気に立ち向かう人たちと思いを共有し、一人で悩まず相談することにより、無理なく病気と付き合えるはずです。

とことん解説Ⅲ

第4章　透析療法と腎移植

佐藤　舞

はじめに

腎不全に至ると、ある程度までは食生活の改善や薬などで治療できますが、それでも追いつかなくなってくると、自分の腎臓の代わりとなる治療法（腎代替療法）が必要になります。腎代替療法には、血液透析・腹膜透析・腎移植がありま す。それぞれの治療の特徴とライフスタイルに合わせて、これらの治療法を比較し、個々の患者さんに合った方法を選択します。

I 腎不全とは

第１章で述べられたように、腎臓には次のような働きがあります。

①老廃物の排泄
②水分の調整
③電解質の調整
④酸アルカリの調整
⑤血圧の調整
⑥赤血球をつくるホルモン（エリスロポエチン）を分泌する
⑦骨を丈夫にするビタミンDを活性化する

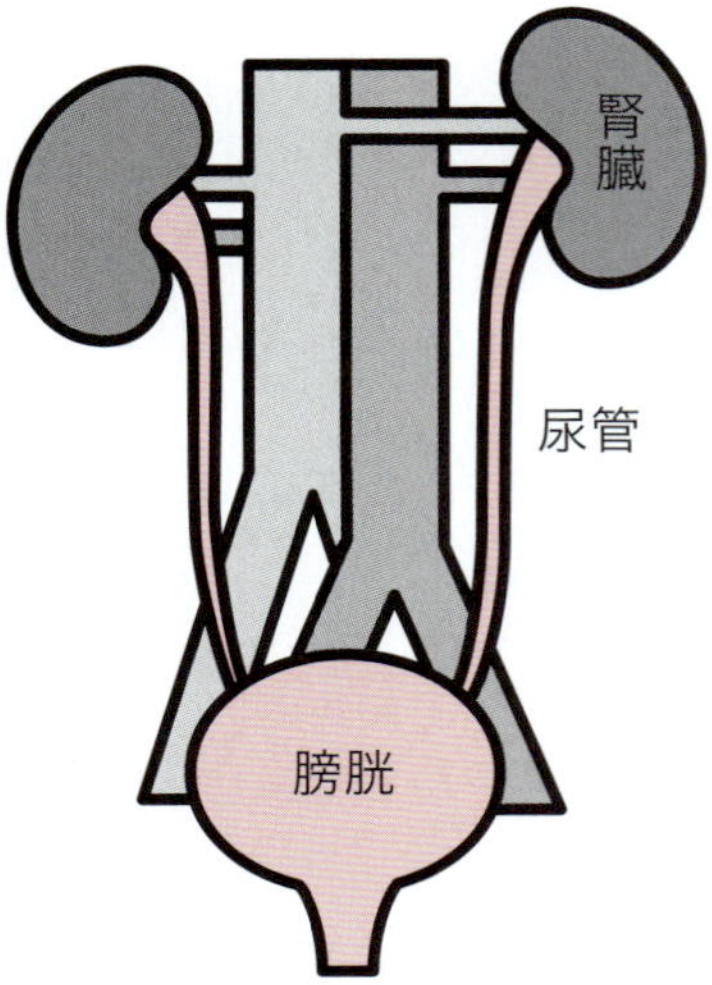

〈第４章イラスト　佐藤　舞〉

腎臓の機能が悪くなると、これらの働きが障害されるため、様々な問題を引き起こします。腎臓の働きが低下し、体の水分量や組成の維持が困難となった状態を腎不全と言います。腎不全になると、以下のような症状が出現します。

●**尿毒症**

腎臓の機能が低下すると、本来尿として体の外に排泄しなければならない老廃物が体内に蓄積してしまいます。老廃物が異常に体内に蓄積する状態を尿毒症と言い、めまい、頭痛、嘔気、食欲不振、疲労感などの症状が現われます。

●**水分バランスの異常**

腎臓の機能が低下して尿量が減ってくると、体の水分量の調節がうまくできなくなります。体の水分量が多すぎると、体のむくみ（浮腫）が見られるようになります。血圧が高くなり(高血圧)、血圧が高い状態が続くと、心臓に負担がかかってしまいます（心不全）。また、肺に水がたまって呼吸が苦しくなることもあります（肺水腫）。

●**電解質異常**

腎臓は、電解質[*1]の濃度を一定に保つように調整しているため、腎臓の機能が低下すると電解質のバランスが崩れてしまいます。特に、電解質の中でもカリウムの濃度には注意が必要で、カリウムの異常な上昇や低下によって死に至るような不整脈が生じることがあります。

＊1　Na：ナトリウム、K：カリウム、Cl：クロール、Ca：カルシウム、P：リン、Mg：マグネシウムなど

●**酸塩基平衡の異常**

腎臓の機能が低下すると体が酸性に傾きます（アシドーシス）。

●**腎性貧血**

腎臓はエリスロポエチンという赤血球を作るホルモンを作っているため、腎臓の機能が低下してくると貧血が生じます。

●**骨ミネラル代謝異常**

リンの尿中への排泄が減り、ビタミンDの活性化が障害されることで、骨が脆《もろ》くなったり、心臓や血管に石灰化が生じることがあります。

Ⅱ 疫学

1 小児の末期腎不全の原因

15歳以下の小児では毎年50〜60例が末期腎不全に至っています。小児では生まれつきの腎臓の病気による透析の導入が多く、先天性腎尿路異常[＊2]が最も多くなっています。

後天的な腎臓の病気では、難治性ネフローゼの代表疾患である巣状分節性糸球体硬化症が最も多く、IgA腎症などの慢性糸球体腎炎はすべて合わせても全体の8％程度です（表1）。

＊2 congenital anomalies of the kidney and urinary tract：CAKUT（カクート）と呼ばれます。

2 小児の透析導入の基準

小児に対する腎代替療法開始時期についての明確な基準はありません。成人の透析導入基準は、成長・発達過程にある小児にそのまま適用はできません。

腎機能のみでの明確な基準はなく、成長発達の遅れや低栄養、嘔気・嘔吐や食欲不振などの身体症状、その他保存的治療でコントロールが困難な尿毒症症状（溢水、高血圧、高カリウム血症、高リン血症、アシドーシスなど）が認められた場合に腎代替療法を開始することが勧められています。

Ⅲ 透析療法と腎移植どっちがよいの？

小児の透析では成人と異なり、成長・発達過程にあることに配慮が必要です。成長・発達をしていくには、十分な栄養摂取が必要になります。血液透析や腹膜透析では正常の腎臓の1／10程度の機能しかないため、水分制限や食事制限が必要になってきます。また、血液透析では週2～3回、1回

表1　小児（15歳以下）の慢性腎臓病の原疾患

原疾患	症例数	%
先天性腎尿路異常（CAKUT）	278	62.2
周産期異常	40	9.0
多発性嚢胞腎	20	4.5
ネフロン癆	19	4.3
アルポート症候群	8	1.8
巣状分節性糸球体硬化症（FSGS）	8	1.8
慢性腎炎	8	1.8
先天性ネフローゼ	3	0.7
その他	63	14.0
計	447	—

（平成22年度厚生労働省難治性疾患克服研究事業の「本邦小児の新たな診断基準による小児慢性腎臓病（CKD）の実態把握のための調査研究（研究代表者：石倉健司）」より引用）

4時間程度かけて病院で透析治療を受ける必要があるため、学校生活が送りにくくなります。腹膜透析では日中は自由に活動できることが多く、制限は比較的緩やかですが、在宅で毎晩透析が必要になります。このような環境は成長・発達の妨げとなり、精神的な面においても影響が出てきます。

一方、腎移植では拒絶反応を起こさないために免疫抑制薬を生涯飲み続けなければなりませんが、水分制限や食事制限はほとんどなくなり、透析による拘束時間もなく、成長・発達への影響を最小限に抑えることができます。

このため小児が末期腎不全に陥った場合は、できるだけ早い時期に腎移植を受け、透析から解放させてあげることにより、体の面からも心の面からもなるべく健常児に近づけるようにさせてあげることが望ましいと考えられています。最近では、腎機能が低下した小児に対して、透析を行う前に腎移植を行うこと[*3]も多くなっています。

＊3　pre-emptive kidney transplantation：PEKT（先行的腎移植）と呼ばれます。

Ⅳ 透析療法とは

腎臓の機能が悪くなると、体の中に余分な水分や老廃物がたまっていき、様々な問題を引き起こします。ある程度までは水分制限や食事制限、薬などで治療できますが、それでも追いつかなくなってくると、人工的に血液中の余分な水分や老廃物を取り除く治療が必要になります。これを透析といいます。

透析には血液透析と腹膜透析があります。成人の末期腎不全の透析患者では95％が血液透析であるのに対し、小児では85〜95％、乳幼児ではほぼ全例が腹膜透析を選択しています（図1）。特に、体重30kg以下は腹膜透析が望ましいとされています。小児で特に腹膜透析が選択される理由は次に述べますが、その最大の理由は、小児では体重あたりの水分・食事摂取量が多く、一般的に1〜2日おきに週3回行う血液透析では透析間の体重増加、老廃物の貯留などが著しくなるためです。

腹膜透析の中でも小児では、ほとんどが機械を使用した腹膜透析（automated peritoneal dialysis：APD、後述）が行われています。

V 血液透析

透析というと、皆さんが想像されるのは血液透析だと思います。糖尿病などで腎臓の機能が悪くなってしまった成人の患者さんが行っているのは、この方法が多いと思います。

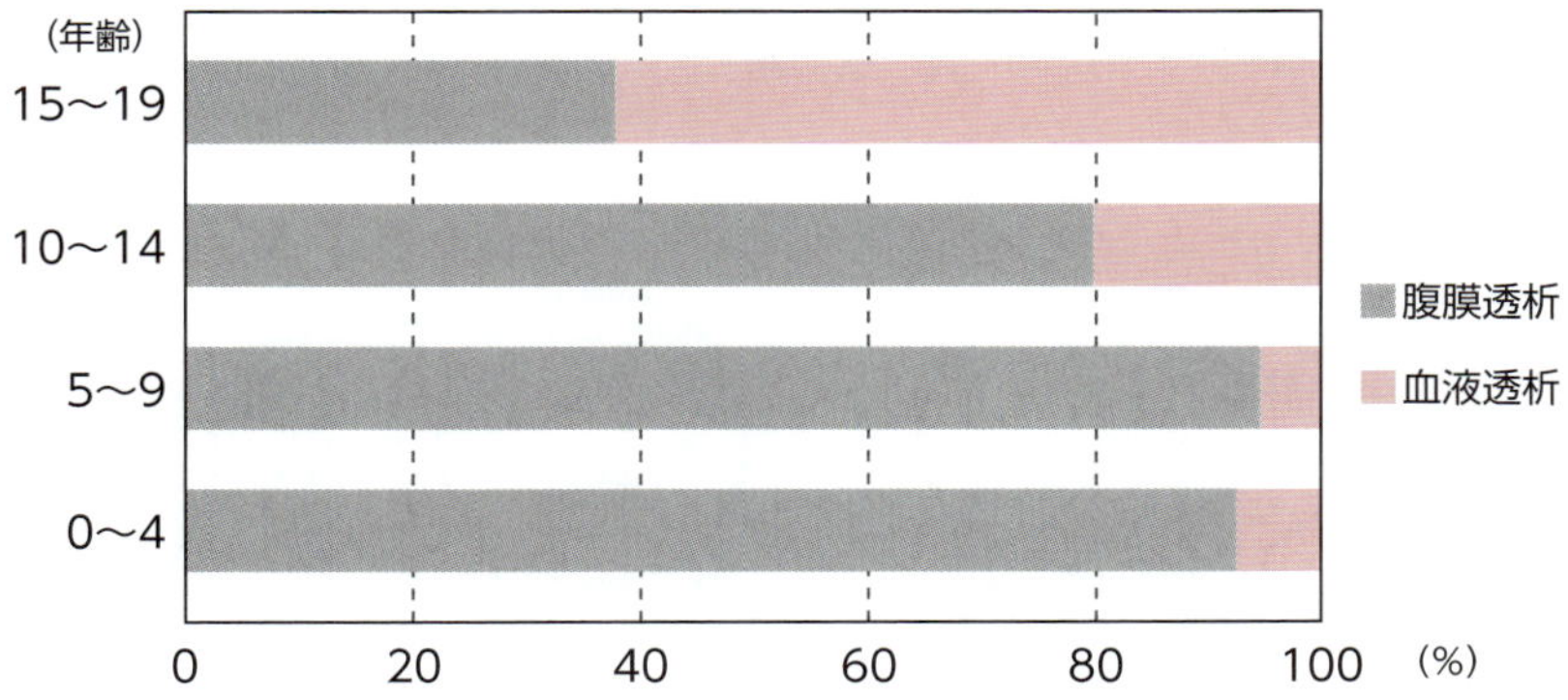

図1　小児年齢別の透析方法

1 血液透析のしくみ

血液を体の外へ出し、透析器を通して、血液中の余分な水分や老廃物を濾過して取り除きます。血液透析を行うには多量の血液を急速に体外へ引き出す必要があり、採血などを行う静脈から血液を引き出すのは困難です。このため、血流の良い前腕の動脈と静脈をつなぎ合わせて内シャントというものを作ります。これによって、静脈の中に勢いのある動脈の血液が流れ込み、透析に必要な血流を得ることができます。ただし、幼少で血管の未熟な小児ではシャントを作製するのは困難であり、ある程度体が大きくなる必要があります。

シャントを作製できない小さな小児で血液透析が必要な場合は、首の血管を通じて心臓の近くの太い静脈にカテーテルを留置し、そこから血液を引き出して透析を行います。カテーテルを用いた血液透析の場合には、カテーテルの慎重な管理が必要であり、入院で透析を行わなければなりません。

2 血液透析の利点・欠点

血液透析は成人では一般的に行われている方法ですが、いくつかの理由から小児では行いにくい治療です。まず、透析中に暴れてしまうと、透析回路が外れて大量に出血してしまう危険や透析が安定して行えなくなることがあるため、安静を保つ必要があります。また、週2～3回、1回4時間程度病院に拘束されるた

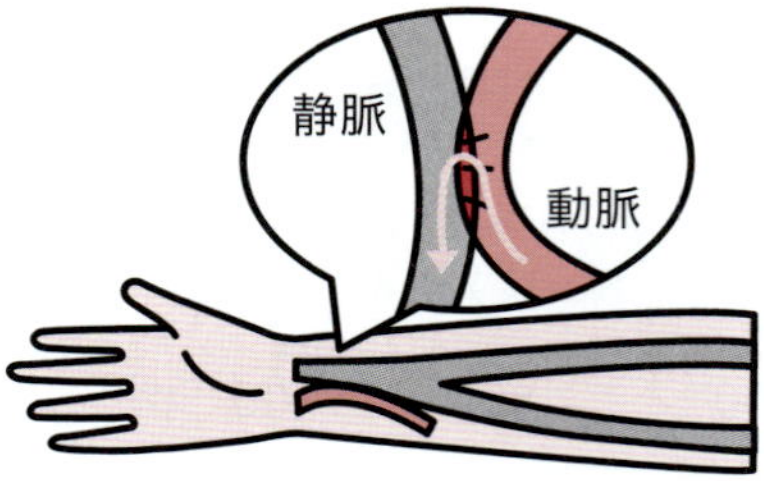

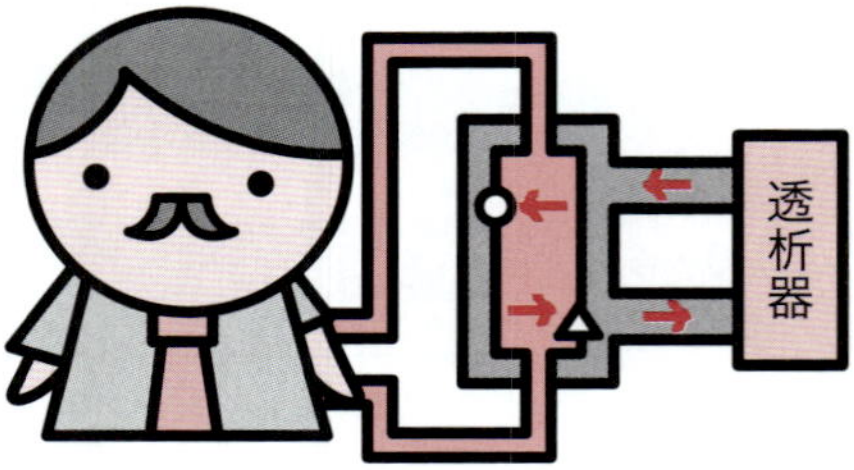

め、学校生活が送りにくくなります。

２４時間休みなく働いている腎臓の仕事を限られた時間で代用するため、血液量や体液の組成が急激に変化し、体への負担がかかります。特に、体重の軽い小児では透析中に血圧が下がってしまうなどの合併症が出やすく、注意が必要です。一方、血液透析をしていない間は水分や老廃物が蓄積してしまうため、水分・食事の厳しい制限が必要です。成長期にある小児の血液透析では、食事制限が成長・発達の妨げになってしまうことも大きな問題となります。

また、透析用カテーテルが閉塞しないようにカテーテルの慎重な管理が必要です。基本的に病院で行う治療であるため、血液透析を必要とする小さなお子さんは、長期の入院生活を余儀なくされます。病院で透析をしてくれるので、腹膜透析に比べれば家族の負担はやや少なくなりますが、以上の理由から小児では行いにくい治療です。

Ⅵ 腹膜透析

小さなお子さんでも可能な透析が腹膜透析です。おなかの中の臓器を覆っている腹膜という薄い膜を介して、体の余分な水分や老廃物を取り除く治療法です。医療機関で適切な指導を受けた後は主に自宅での治療になりますので、こまめに通院する必要がなく、健康なお子さんと同じように幼稚園や学校に通うこともできます。反面、毎日カテーテル刺入部の消毒や体重・血圧の測定、透析液の選択など、きちんとした自己管理が必要とされます。

1 腹膜透析のしくみ

私たちのおなかの中は腹膜という薄い膜で覆われています。腹膜にはたくさんの細い血管が走っています。腹腔内[*4]に透析液を注入し、1〜6時間貯留すると、時間の経過とともに、腹膜を介して体の余分な水分や老廃物が血液中から透析液中へ移ります。透析液を入れて、貯留しては出すという操作を繰り返すことにより、余分な水分や老廃物を体の外に出すことができ、腎臓の機能を補うことができます。

腹膜透析では、1日のうち数回透析液の交換を必要とします。1日数回に分けて透析液の交換をするCAPD[*5]が基本的な方法となっていますが、小児では寝ている間にサイクラーという自動腹膜透析機を使って排液と注液を自動的に行うAPD[*6]が一般的に行われています。APDでは手動での注排液を行う手間が省けるために、CAPDよりも日中の自由な時間が増え、登園や登校がしやすくなります。

腹膜透析の基本的な方法は、以下のとおりです。

①注液：自分のおなかより高い位置に透析液を吊るし、その落差で透析液をおな

＊4　腹膜と内臓の間の空間です。

＊5　continuous：持続的でambulatory：携行式の歩行可能なperitoneal dialysis：腹膜透析

＊6　automated peritoneal dialysis

かの中に入れます（5分前後）。

②貯留：一定時間おなかに透析液を貯めておきます（APDでは1〜2時間、CAPDでは4〜6時間）。

③排液：カテーテルに空のバッグを接続し、おなかより低い位置に置き、その落差で透析液を出します（15分前後）。

この注液↓貯留↓排液を繰り返すのが腹膜透析の基本的な方法です。機械を用いたAPDでは、この作業を自動で行ってくれるため、カテーテルと機械の接続・切り離しのみを手動で行います。それぞれの生活のスタイルや検査結果によって、貯留時間や交換回数を調整して、個々に合った方法を選んでいきます。

2　腹膜透析の利点・欠点

血液透析ではシャントの作製が必要であり、小さなお子さんでのシャント作製は不可能です。これに対して、腹膜透析ではおなかにカテーテルを入れるので、赤ちゃんでも可能な治療です。腹膜透析は毎日行う治療なので、血液透析に比べて体への負担が少なくて済みます。毎日透析を行うため食事制限も少なく、お子さんにとって重要な成長・発達を促すことができます。病院への通院回数が少なくて済み、学校生活が送りやすく、成長・発達の障害をきたしにく

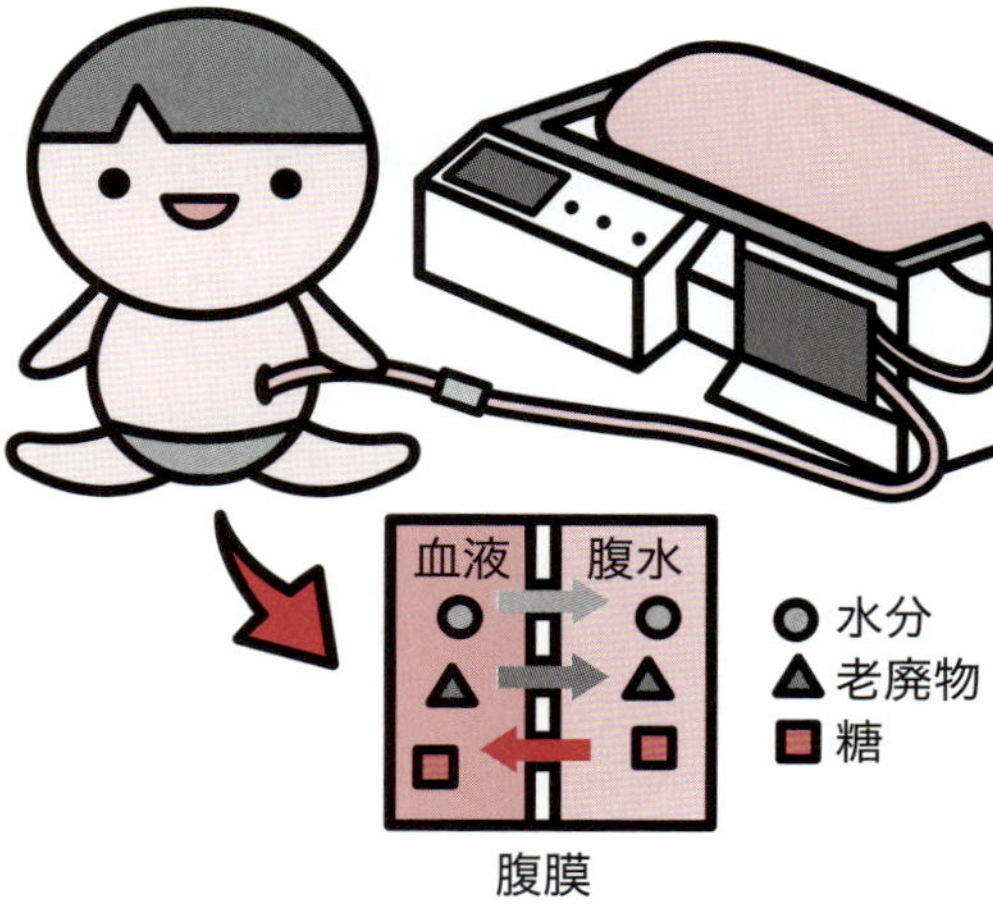

い点で、小児では血液透析よりも適しています。

欠点としては、腹膜炎を起こす危険性があること、家庭で行ってもらう治療であるため、ご家族への負担がかかることです。病院に行く回数が少ない分、家庭での血圧管理や体重管理が必要なこと、合併症のリスクなどを、本人やご家族によく理解してもらう必要があります。

また、腹膜透析は一生継続できる治療ではありません。8年くらい経過すると被嚢《ひのう》性腹膜硬化症といって腹膜が硬くなり、腸閉塞を起こす危険性が高くなっていきます。このため、いずれは血液透析や腎移植に移行する必要があります。

3 腹膜透析の導入

1〜2カ月の入院が必要になります。

(1) カテーテル挿入術（手術）

腹膜透析用のカテーテルを、全身麻酔下の手術でおなかの中に入れます。カテーテルの先端は、おなかの一番底になる膀胱と直腸の間に位置するように入れます。手術後は数日安静が必要となります。

(2) 腹膜透析の開始

手術後2週間くらいしてカテーテル挿入部がしっかりついたら、腹膜透析を開始します。リーク[*7]やおなかの張りに注意しながら、注液する透析液を増やしていきます。血液検査などを参考にしながら、本人に合った透析のメニューを決めて

*7 透析液の皮下への漏れ。

いきます。

(3) 腹膜透析の練習

保護者は、入院中に医療スタッフと一緒に、透析機の使い方やアラームの対応方法、記録用紙の書き方、血圧の測り方、入浴の仕方やカテーテル挿入部の皮膚の消毒の仕方、透析液の選択方法などを勉強します。自己管理が大切な治療なので、これが最も重要なポイントになります。

(4) 退院の準備

自宅で腹膜透析を行うための物品を準備します(血圧計・体重計・はかりなどの購入、腹膜透析機の自宅への設置)。院内外泊や院外外泊をして、保護者が医療スタッフの手伝いなく腹膜透析を行うことができるようになってから退院となります。

4 腹膜透析による合併症

(1) 腹膜炎

腹膜炎は、腹膜透析の合併症の中で最も問題となるものの一つです。腹膜炎とは、腹腔に細菌やカビの菌が入って炎症を起こす状態です。発熱、腹痛・嘔吐、透析液の濁りや透析不良が生じます。透析機とその周辺用品の不潔な取り扱い、カテーテル出口部やトンネル部の感染などが腹膜炎の原因となります。治療は2~3週間の抗生物質の静脈点滴または腹腔内投与です。多くは数日で改善しますが、治りにくい場合は、カテーテルを抜かなければならないこともあります。

(2) 出口部、トンネル部感染

カテーテルの通る皮膚や皮下が感染を起こし、赤く腫れたり、膿が出たりします。これ自体は重症な状態ではありませんが、腹膜炎に進展する危険があるため、適切な処置が必要となります。治療は、消毒や抗生物質の内服です。治りが悪かったり、反復したりする場合は、皮下トンネルにあるカフが感染していることがあるので、トンネル部からカフを出して新しい出口部を作製する手術が必要となることがあります。

(3) 皮下への液漏れ

カテーテルの挿入部から周囲の皮下に、また太ももの付け根にある管（鼠径管）から陰部周囲の皮下に透析液が漏れることがあります。1回に入れる透析液の量を減らしたり、腹膜透析を一時的に中止して、おなかの中を空にしたりします。鼠径管の場合は手術で漏れを止めることができます。皮下に漏れた透析液は、漏れを止めれば自然に吸収されます。

(4) カテーテルの位置異常・閉塞

カテーテルの先端の位置が上方へ移動したり、大網《たいもう》やフィブリンという物質で覆われて閉塞したりすることがあります。位置の異常の場合は、とびはねてもらったり、浣腸で腸を動かしたりすると元の位置に戻ることがあります。良くならなければ、X線撮影をしながらアルファリプレイサーという固いワイヤーをカテー

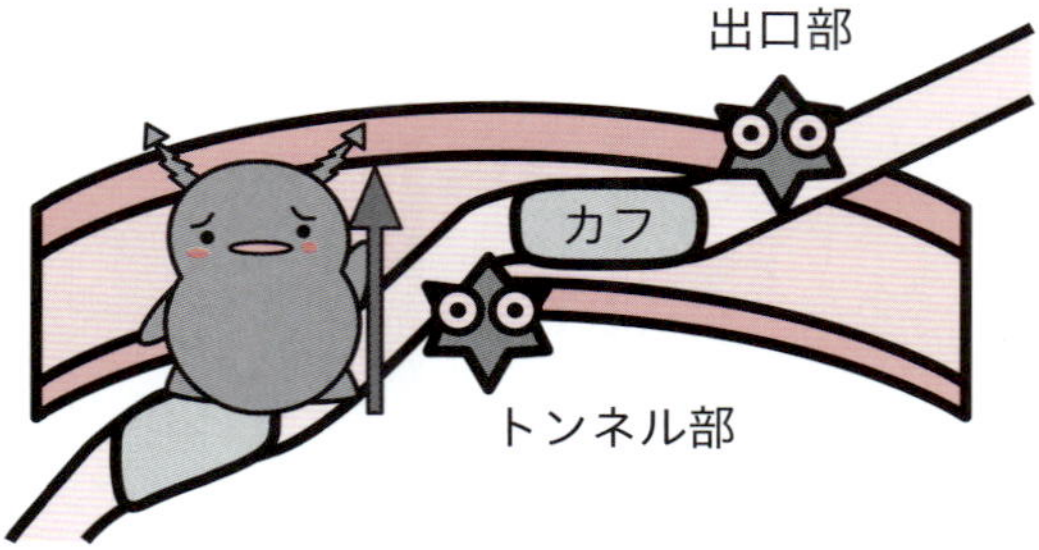

テルの中に入れて位置を修復する処置を行います。

閉塞の場合は、カテーテルから圧力をかけて水を出し入れしてみたり、カテーテルの中に詰まった物質を溶かす薬を注入したりします。これで修復できず透析ができない場合には、手術や腹腔鏡によるカテーテルの修復が必要となります。

(5) 被嚢《ひのう》性腹膜硬化症 (encapsulating peritoneal sclerosis : EPS)

腹膜透析の合併症の中で最も重篤なものです。腹膜が固くなり、腸が動かなくなって、吐いたり、おなかが痛くなったりします。ときには死に至ることもある怖い合併症です。原因は明らかではありませんが、長期間の腹膜透析(8年以上)、頻回の腹膜炎などで発症リスクが高いと言われています。

確立した治療法がないため、早期に発見し腹膜透析を中止、血液透析への変更を検討することが必要です。このため、腹膜透析中は半年に1回、腹膜の状態を評価する検査[*8]を行います。5年以上腹膜透析を継続したら、腎移植や血液透析に変更するほうが望ましいとされています。

VII 腎移植

新しく腎臓を移植することで、腎臓の行う機能のすべてを置き換えることができる根治的な治療法です。腎移植を行うことにより、腎不全による尿毒症症状が

＊8 peritoneal equivalent test : PET (腹膜平衡試験) と言います。

消失し、また、長時間の透析治療から解放され、自由な時間をより多く持てるようになります。食事制限もほとんどなくなります。

1　腎臓の提供

腎移植には、健康なご家族からいただく生体腎移植と、亡くなった方からいただく献腎移植とがあります。

(1) 生体腎移植

腎臓を提供できる方は、ご家族の方で自らの意思で腎臓の提供を希望されている方になります。腎臓を片側提供するので、腎臓の機能が正常であることはもちろん、健康体であることが必要になります。

日本移植学会の倫理指針では、生体移植は親族からの提供に限るとされています。親族とは、6親等以内の血族、3親等以内の姻族と定義されています。

(2) 献腎移植

献腎移植とは、亡くなられた方から腎臓を提供していただく移植のことです。腎臓はご本人、ご親族の善意により提供されたものです。

献腎移植には心臓死からの移植と脳死からの移植があります。献腎移植を希望される場合、日本臓器移植ネットワークにあらかじめ登録する必要があります。

腎臓の提供者が出た場合、登録されている方の中から選択基準に従って候補者が選ばれ、腎臓が移植されます。献腎移植は生体腎移植と比べ、生着率（移植し

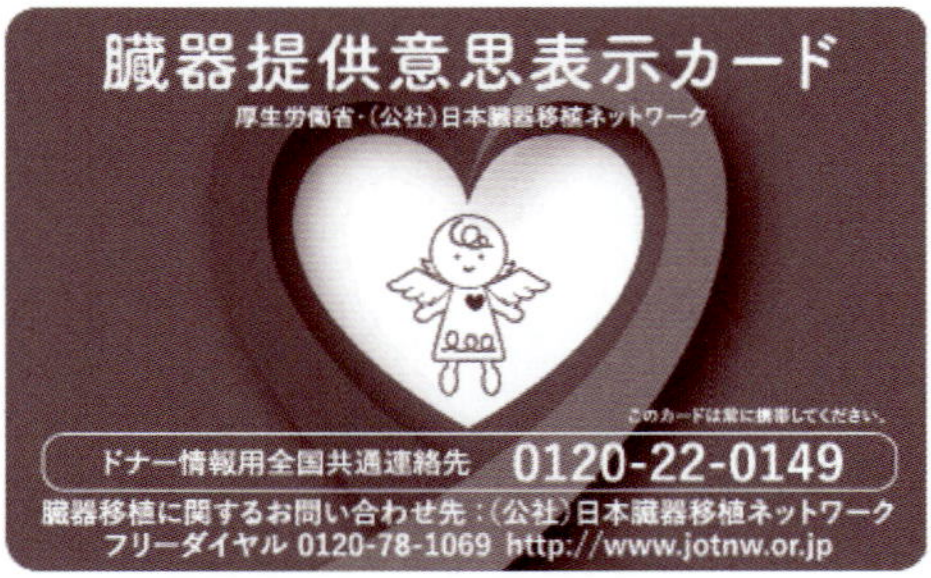

た腎臓が長持ちする度合い）がやや悪いのですが、これまでの経験から十分良好な腎機能を発現することがわかっています。

日本では年間1500人近くの方が腎移植を行っています。日本では献腎の提供者が少ないため、生体腎移植が9割近くを占めています。献腎登録の場合、小児の平均待機期間は3年、成人の平均待機期間は15年となっています。小児のほうが、やや優先的に献腎をいただける制度になっています。

2　レシピエント[*9]が腎移植を受けるために必要な条件

成人の大きな腎臓を小さなお子さんに入れる必要があるため、ある程度の身長が必要で、施設により異なりますが、75〜95㎝以上を基準にしています。一般的には、お子さんの体が大きいほうが、手術はやりやすくなります。腎移植手術では、移植した腎臓の血流をよくするために、手術中から大量の輸液が必要となりますので、心臓や肺の機能が良好である必要があります。

元々の自分の腎臓が大きい場合には、新しい腎臓を入れるスペースを確保するために、右の腎臓を摘出しなければならないこともあります。

●腎移植ができない状態

・悪性腫瘍を有する、または治癒後間もない場合
・慢性または活動性の感染症[*10]を有する場合
・性格や気質、精神疾患により自己管理ができない方、または、管理可能な環境

＊9　腎臓をもらう人＝患者さん。

＊10　例：B型・C型肝炎ウイルス、活動性肺炎、結核、HIV、副鼻腔炎、口腔感染、尿路感染、婦人科疾患、皮膚疾患、胃腸炎など。

にない方

・著しい心肺機能低下を認める場合

・献腎移植では腎臓の提供者の方のリンパ球に対する抗体を有する方

3 ドナー（生体腎移植の提供者）になるために必要な条件

・自発的な提供の意思があること

・活動性の感染症、悪性腫瘍がないこと

・年齢は20歳以上で70歳以下

・高血圧、糖尿病、肥満、腎疾患などがないこと

・高度な尿蛋白がなく、腎機能検査で推定糸球体濾過量80 $mL/min/1.73m^2$ 以上

などです。

4 移植前検査

レシピエント・ドナーともに移植を受ける半年くらい前までに、腎移植を受けるもしくは腎臓を提供するにあたって問題ない全身状態かどうかを確認するための検査を行います。

移植前検査を行ってから1年以内に移植が成立した場合にはドナーさんの検査費は返金されますが、1年以内に移植が行えなかった場合には自費になります（保

険が効かないため、25万円ほどを自己負担していただかなければなりません)。

●レシピエントの検査

血液検査、尿検査、抗ドナー抗体検査[*11]、X線、心臓・腹部超音波検査、心電図、腹部CT／MRI、脳波、糖負荷試験、膀胱尿管造影など。

●ドナーの検査

血液検査、尿検査、便潜血、X線、心臓・腹部超音波検査、心電図、呼吸機能検査、核医学検査、上部消化管内視鏡検査、女性の場合は婦人科検診など。

5 手術の方法

(1) レシピエントの手術

手術は全身麻酔で行い、提供された腎臓を右下腹部に移植します。

右下腹部に15～20㎝くらいの切開を加えます。腹部から足につながる血管である腸骨動脈と静脈に、ドナーからいただいた腎臓(移植腎)の動脈、静脈をそれぞれ吻合します。移植腎についている尿管をレシピエントの膀胱につなぎます。

生体腎移植の場合はドナーの手術と同時並行で行いますので、お互いの進行状況を見ながら手術を進めるため、多少の待ち時間が間に入ることがありますが、手術時間は約6～7時間くらいです。この他、手術の準備、麻酔、検査などの時間もありますので1日がかりの手術になります。

レシピエントは移植の約1週間前に入院し、手術後2週間～2カ月くらいで退

＊11　レシピエントの血液中にドナーに対する抗体がないかどうかを調べる血液検査です。

院となります（献腎移植の場合は移植腎が十分機能を発揮するために時間を要することが多いので、入院期間が長めになります）。

(2) 生体腎移植ドナーの手術

基本的には体に負担の少ない腹腔鏡での手術になります。全身麻酔で行い、手術時間は約3〜4時間程度です。

左側腹部の辺りに約1.5cm程度の切開を3箇所加えて、内視鏡の道具とカメラを挿入し、左の腎臓に到達します。腎臓の周りの脂肪をきれいに取り除き、尿管、動脈・静脈を切断して、下腹部もしくは左側腹部に切開を加え、そこから腎臓を摘出します。

ドナーさんは手術の前日に入院し、手術後は順調であれば約3〜5日で退院となります。

6 献腎移植

(1) 献腎移植登録の手続き

献腎移植登録を希望される方は、移植登録施設で登録していただきます。腎移植を受けていただくにあたり、問題がないと判断された場合、採血を行い、血液型とHLA（白血球の血液型）を調べます。

費用は、検査費が3〜4万円程度、日本臓器移植ネットワークへの登録料として初回は3万円、一年毎の更新料が5千円となっています。また、無事献腎移植を終えることができた場合には、コーディネート経費10万円と、臓器提供してくださる方の病院から移植する施設まで腎臓の搬送にかかった費用（臓器搬送費）を日本臓器移植ネットワークに支払う必要があります。

(2) 登録から移植連絡まで

献腎移植の場合には、いつ移植となるかわかりません。また、移植可能との連絡があってから実際に移植手術が行われるまでの時間は数時間〜2日ほどと、非常に短時間で進める必要があります。連絡があってからすべての検査を行うのは難しいため、移植に備え定期的に検査を行っておきます。

腎臓を提供される方が出た場合は、日本臓器移植ネットワークで提供者の血液型、HLAが調べられます。そこで登録されている方の血液型とHLAとの適合度を調べ、適合度の高い人が選ばれます。さらに待機時間・年齢（16歳未満は有利）、ドナーの発生した地域などの条件から数名の移植候補者が決まります。この時点で移植施設より、移植を受ける意思があるかどうか確認の連絡が入ります。突然の連絡に決断を迷う場合もあると思いますので、日頃から移植について主治医と話したり勉強しておくことがお勧めです。

腎移植を受けることを了承すると、すぐに入院し待機となります。腎臓が摘出されてから移植されるまでの時間は短いほうが腎臓へのダメージが少ないので、できるだけ早く手術を行う必要があります。このため連絡が来たら、すぐに献腎移植を受けるかどうかのお返事をいただく必要があります。

(3) 移植連絡から手術まで

腎移植を受けることを了承された場合は、速やかに入院していただきます。病院に着いたら、診察と血液検査、X線、心電図などの検査をさせていただきます。移植手術の方法は生体腎移植と同じで、手術時間は約6~7時間ぐらいです。

献腎移植の場合、移植後すぐに尿が出る場合もありますが、多くは腎機能が回復するのに時間を要します。移植後も、移植腎が十分に働くまでの間は腹膜透析や血液透析を行うこともあります。

7 腎移植のメリット

(1) 食事制限

血液透析では厳しい水分制限・食事制限を必要とします。これは、透析時間が週2~3回で1回4時間と限られているためです。腹膜透析は自宅で毎日透析ができるので比較的食事制限は緩いのですが、多くはカリウムやリンの制限が必要になります。

一方、腎移植の場合、食事に関しては一般に言われている健康的な食事であれば特に制限はありません。腎移植後は体調も良くなり、食欲も増えるので、食事の制限がないことは、お子さんにとって幸福なことです。

(2) 時間の制約

血液透析では週2~3回、1回4時間程度、病院での透析が必要となります。

腹膜透析は夜間自宅で行えますが、自動腹膜透析装置の準備や片づけ、透析液の濃度選択などの自己管理が必要となります。腎移植では通常、月に1〜2回程度の通院で済み、時間の制約がほとんどありません。

(3) 生活の質の向上

血液透析では腕に作製される内シャントのため、腹膜透析ではおなかに挿入された腹膜透析用カテーテルのため、いずれもある程度の運動や生活の制限が生じます。また、これらのトラブルのため、入院治療が必要となることがあります。さらに、旅行など遠方に行くときなどは、血液透析では旅行先での透析センターの手配、腹膜透析では自動腹膜透析装置などの手配が必要となります。腎移植は、腹部を強くぶつけるスポーツ以外の運動ならば可能であり、また内服薬の管理以外は健康な方とほぼ同じ生活が可能です。

(4) 生存率の向上

腎移植のほうが、透析療法より長生きできることがわかっています。

(5) 透析による合併症

血液透析では、心血管系の合併症[*12]、透析アミロイドーシス[*13]、内シャントの狭窄（血管が細くなること）や閉塞などのリスクがあります。

腹膜透析では、感染症[*14]や排液困難[*15]の問題があり、長期に及ぶと腹膜の劣化により除水が悪くなり、被嚢性腹膜硬化症を引き起こすことがあるため、一定の期間しか継続できないのが最大の欠点です。

*12 心不全、心筋梗塞、高血圧など。

*13 透析で除去できない蛋白質が体内に蓄積して神経症状を起こすこと。

*14 出口部感染や腹膜炎など。

*15 カテーテルの位置異常や閉塞など。

腎移植では、これらの合併症がありません。

(6) 成長や発達

透析療法では、正常の腎臓の1／10程度の機能しかなく、透析をしていても慢性的に尿毒症物質が体にたまっている状態が続いています。尿毒症状態の持続は成長や発達に悪影響を及ぼします。

移植をして腎機能が改善すると、正常な人の60％程度の腎機能まで回復するため、尿毒症物質がなくなり、疲れやすさや食欲不振も改善し、成長や発達が目に見えて改善します。

8 腎移植後の合併症

(1) 急性拒絶反応

私たちの体では異物が侵入したとき、これを排除しようとする「免疫機能」が働きます。腎移植では、レシピエントの体の中に移植されたドナーの腎臓が「外部からの異物」と認識され、攻撃して排除しようという反応が必ず起こります。この反応を拒絶反応と言います。拒絶反応を抑えないと、移植された腎臓は攻撃を受け続け、最終的には機能を失ってしまいます。

腎移植を受けるすべての患者さんは、この拒絶反応を予防するため、移植の前日（ABO血液型不適合の場合は約2週間前）からステロイドと免疫抑制薬の内服を開始します。腎臓は拒絶反応が起きやすい臓器であるため、ステロイドと免疫抑制薬は一生飲み続ける必要があります。

(2) 感染症

腎移植後、ステロイドや免疫抑制薬の内服のため感染症にかかりやすい状態になります。細菌感染症（肺炎、尿路感染症など）のほか、ウイルス感染症（ＥＢウイルス、サイトメガロウイルスなど）や真菌感染症があります。

免疫抑制薬が少ないと拒絶反応が起こりやすく、多すぎると副作用や感染症を引き起こすため、拒絶反応と感染症を天秤にかけ、免疫抑制薬を適切な量に調整していく必要があります。

(3) 尿路の通過障害

移植後、尿管と膀胱を縫い合わせた部分が狭くなることで、移植腎でつくられた尿がうまく流れなくなる場合があります。超音波検査で経過を見て評価をしますが、手術が必要になることもあります。

(4) 移植後高血圧、糖尿病

ステロイドや免疫抑制薬の副作用で、移植後高血圧や糖尿病になることがあります。心血管系合併症（心筋梗塞や脳梗塞）や移植腎の障害の原因になるため、降圧薬やインスリン投与などでコントロールしていく必要があります。

(5) 原疾患の再発

腎不全の原因によっては腎移植を行っても、元々の腎疾患が再発することがあります。

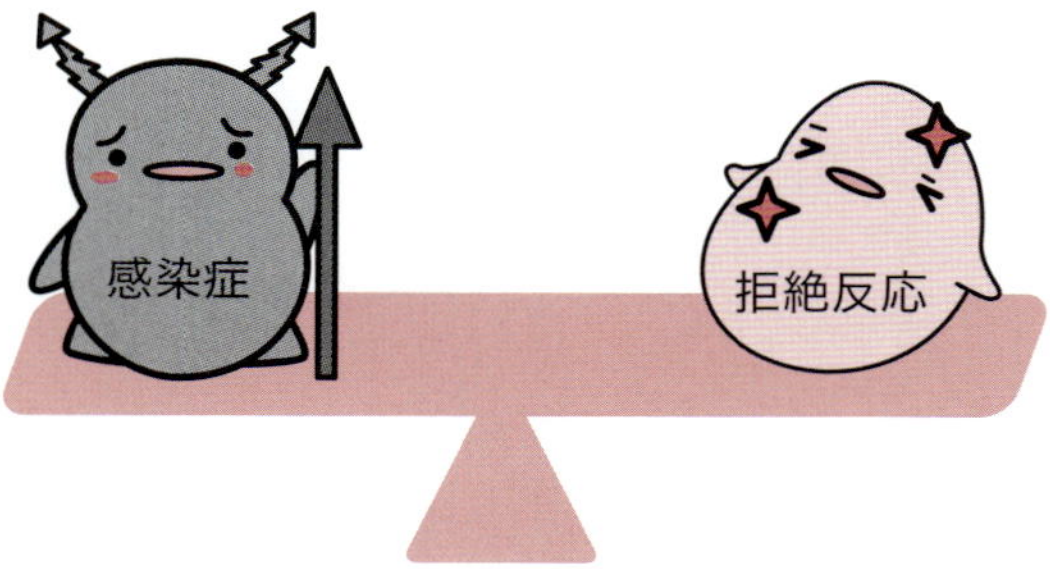

再発率は疾患によって異なりますが、ネフローゼ症候群の原因の一つである巣状分節性糸球体硬化症では約3割が移植後に再発してしまいます。

9 ドナーの合併症

ドナーさんの合併症には、腎摘出手術自体に伴うものと、腎臓が1個となったことによる長期的なものとがあります。

(1) 腎摘出手術に伴うもの

腎臓の摘出手術は、腎臓の提供以外にも広く行われている安全な手術です。手術した傷（手術創）の感染、出血、気胸などの合併症は数％程度とされています。

アメリカ合衆国のデータでは、腎臓の提供手術自体に伴う死亡率は0.03％（3333人に一人）とされています。日本においては、これまで約2万人を超える腎臓提供手術が行われた中で、2013年に1例ドナーさんの死亡事故が報告されています。

移植手術は、ドナーさん自身に対しては本来必要のない手術であるため、最大限の注意を払いながら手術を行います。

(2) 腎臓が1個になったことによるもの

何らかの原因で腎臓が1個になった人とそうでない人との比較では、長期の生存率には差がないとされています。腎臓が一つになったことによって、提供後の腎機能は提供前のおよそ60％程度となりますが、末期腎不全に至るリスクは低いと考えられています。しかし、腎臓を提供した後に高血圧や蛋白尿が見られてくることがあります。このため、腎提供後は定期的に（少なくとも年1回は）受診し、腎機能や血圧、尿検査を確認することが大切です。

また、腎提供後にがんになってしまった場合には、腎機能が6割程度しかないため、抗がん剤が非常に使用しづらくなります。このため、がん検診も必ず毎年受けていただく必要があります。

Q A 移植した腎臓は一生もつの？

残念ながら、移植した腎臓は永久には生着しません。拒絶反応によって早くに機能しなくなってしまう場合もあります。しかし、最近では新しい免疫抑制薬が登場し、拒絶反応の治療法も改善されているので、以前よりも成績は良くなっています。

今では、移植してから10年経っても移植腎が機能している割合は、生体腎移植後では約9割、献腎移植後では約8割と言われています。それ以上長く腎臓が働いている方も大勢いらっしゃいます。

お子さんの場合は移植後の人生が長いため、移植した腎臓が生涯もつことはなく、どこかで再び透析や腎移植が必要になります。それでも成長・発達、修学・就職に非常に大切な10歳代、20歳代の時期を透析なしで、他のお子さんと同じように過ごせることが非常に大切になります。

Q A 血液型が違っても移植できるの？

昔はドナーとレシピエントの血液型が異なると、強い拒絶反応が起こるために移植はできないとされていました。しかし、現在では強力な免疫抑制薬を使用し、手術前に血液型抗体を除去することで、安全に移植ができるようになりました。現在では血液型不適合の移植でも、血液型適合移植とほとんど変わらない成績が得られるようになってきています。

血液型が不適合の場合は、移植前にレシピエントの血液中にあるドナーさんの血液型に対する抗体（抗A抗体や抗B抗体）を除去したり、産生を抑えたり、残った抗体を抑えるために以下の治療が必要になります。

①移植前14日前後からステロイド・免疫抑制薬の内服を開始する。
②移植前14日前後と前日に、抗体をつくるのを抑えるリツキシマブという薬を点滴する。
③移植1週間くらい前に、全身麻酔下で首から心臓にかけての太い血管に太いカテーテルを挿入し、血漿交換（体から血液を引き出して、ドナーさんの血液型に対する抗体を除去して体に戻す、血液透析のような治療）を3～4回行う。
④移植前日と当日に、残存した抗体の働きを抑えるγ（ガンマ）グロブリンという薬を点滴する。

ABO血液型不適合腎移植では長期的な成績はほとんど変わらないのですが、以上のような治療を移植前にしないといけないというデメリットがあります。また、移植後ABO不適合による拒絶反応を引き起こすことがあり、移植腎機能が悪くなったときには臨時の腎生検や治療が必要になる可能性があります。

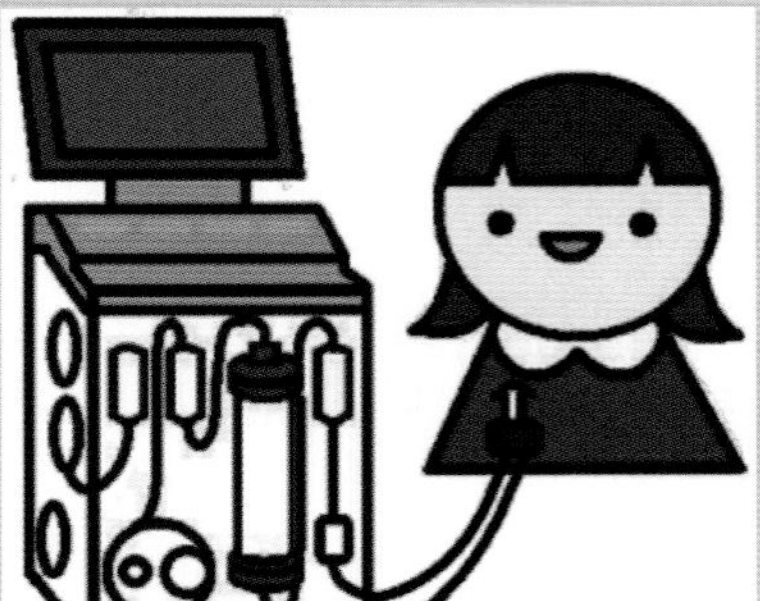

おわりに

小児の腎不全に対する腎代替療法には血液透析・腹膜透析・腎移植があり、それぞれ利点・欠点があります（表2）。一般的には透析療法はあくまでもつなぎの治療であり、小児にとっては移植が成長・発達の面で望ましい治療法と考えられていますが、必ずしも全員に当てはまるわけではありません。

それぞれのお子さんや家族にとって一番良いと思われる治療を主治医の先生と相談し、選択していきましょう。

表2　腎不全に対する治療の比較

	血液透析	腹膜透析	腎移植
腎機能	悪いまま		ほぼ正常
必要な薬剤	慢性腎不全に対する薬剤（貧血・骨代謝異常・高血圧など）		免疫抑制薬
生存予後	移植に比べ悪い		優れている
QOL	移植に比べ悪い		優れている
生活の制約	多い（週３回、１日４時間程度の通院治療）	やや多い（透析液交換・装置の準備、出口部の消毒）	ほとんどない
食事・飲水の制限	多い	やや多い	少ない
通院回数	週３回	月に１～２回	移植後１年間は月１回
運動	自由	鉄棒・でんぐり返し・コンタクトスポーツは避ける	鉄棒・コンタクトスポーツは避ける
旅行	制限あり（通院透析施設の確保）	制限あり（透析液・装置の配送）	自由

（日本腎臓学会・日本透析医学会・日本移植学会より引用、筆者作成）

第5章 これで安心　日常生活

亀井宏一

はじめに

大切でかけがえのないお子さんが病気になると、日常生活の工夫でなんとか病気を良くしたいと考えるのが親御さんの心情です。ついついお子さんに過保護になり、ちょっと体調が崩れただけで学校を休ませたり、体育や行事に参加させずに見学させたりする傾向にあります。

また、少しでも病気に良いかもしれないと、厳しい食事制限を行ってしまうケースもあります。しかし、病気を持っていても子どもは成長し、やがて成人になれば、親から自立して生活していかなければなりません。そのためには、学校での友人や異性との付き合い、および集団生活を通じた精神的な成長が不可欠で、できるだけ普通のお子さんと同じような生活を送らせる必要があります。

したがって、食事や運動に関して必要な制限と意味のない制限について理解することは、たいへん重要です。また、病気によるコンプレックスが生じないよう、できるだけ普通の子どもと同じ食事や運動、学校生活ができるよう配慮が必要です。

Ⅰ 食事

基本的な考え方としては、

●浮腫があるときや血圧が高いときは塩分制限

●急性腎炎など腎機能が悪く、血圧が高いもしくは極端に尿量が少ないときは塩分制限＋水分制限

●一過性に腎機能が悪いとき（高窒素血症）はたんぱく制限食

●カリウムの値が高いときはカリウム制限食

と、個々の症状に応じて食事管理を行います。これらの制限食は、制限を必要とする症状がなく状態が安定している場合は不要です。成長期[*1]の子どもに不必要な制限を長期続けることで、成長障害やコンプレックスを与えることがあるので注意が必要です。

塩分制限を行う際の工夫として、味噌汁やラーメンなどのおつゆは極力残す、味付けの薄いもので調理する、などが挙げられます。

たんぱく制限食は、肉類などたんぱく質が多く含まれた食品を控えめにします。

カリウムは生野菜、果物、100％果汁ジュースなどに多量に含まれているので、カリウム制限を行う場合には、これらの食品を避け、野菜はゆでて食べてもらう、などの工夫をします。その際、ゆでた後のつゆは捨てることが大切です。病院で栄養指導をしてもらうと上手にできるようになりますので、主治医の先生

＊1　成長期：一般的に成長期とは思春期を迎えた後の3〜4年間。女子で小学校高学年〜中学生頃。男子で中学生〜高校生頃。

と相談してみてください。

なお、世の中にたくさん出ている健康食品ですが、病気に対する有効性の確固たる証拠がないので、過度な期待は禁物です。ただ、店で売られているようなものを少し摂取するくらいであれば特に問題はありません。漢方薬の中では、柴苓湯《さいれいとう》はネフローゼやIgA腎症に対する有効性が証明されています。

I ネフローゼ症候群

(1) 再発している場合

再発時に蛋白尿が出ている間は、塩分制限（3g／日程度が目安）が必要です。塩分の過剰摂取は、体内の水分貯留による浮腫や腹水の原因となるためです。ただし、腸管の浮腫などで食欲が減退していることが多いため、あまり食事が摂《と》れていなければ塩分制限を解除したほうが良いです。

一方、かつては行われていた水分の過度の制限は、血液が濃縮されてしまうことにより血栓症やショック[*2]を誘発する危険性もあるため、飲水を大量にしすぎる患者さん以外では水分制限は行わないほうが良いです。逆に、低蛋白血症が重度であっても水分がしっかり摂れていればショックになることはあまりありません。エネルギーやたんぱく質は年齢あたりの標準量を摂取していただいています。

寛解したら、塩分制限は不要になります。なお、この時期はステロイドでかなり食欲が亢進し、体重が増えることが多いので、食べ過ぎに注意する必要があり

＊2　血圧が下がりすぎてしまう状態

ます。

⑵ 再発していない場合

再発していない状態のときは、塩分制限をはじめとする食事制限は不要です。食事制限そのものに再発の予防効果はありません。ただし、例外的にステロイド性の高血圧などがあれば軽度の塩分制限を行う必要があります。シクロスポリン[*3]やタクロリムス[*4]などを内服している人は、これらの薬の血液中の濃度が上昇して副作用が出やすくなるため、グレープフルーツやグレープフルーツジュースは避けるようにしましょう。

2 急性糸球体腎炎

急性期は、高血圧や溢水[*5]症状があれば入院管理とし、塩分制限（3g／日程度）および水分[*6]制限を行います。これは、この病気は尿量が少ない時期に血管内の水分量が非常に多くなり（溢水）、合併症として高血圧による痙攣（高血圧性脳症）を発症する危険があるためです。血圧が高い時期は降圧薬や利尿薬を併用することもあります。腎機能が悪い時期は、たんぱく制限も併用します。また、腎機能が悪くて高カリウム血症を合併した場合は、カリウム制限を行うことがあります。

尿量が多くなって血圧が正常化したら、これらの制限は不要になります。回復期の塩分制限は、むしろ腎機能の回復を遅らせることにもなります。

＊3　商品名：ネオーラル
＊4　商品名：プログラフ
＊5　溢水（いっすい）：水分が体内に多量に貯留してしまうこと。心不全・肺水腫・浮腫などを指します。
＊6　摂取可能な水分は、前日の尿量と同量くらいにすることが多いです。

3 慢性糸球体腎炎

通常、ほとんど制限はありません。ステロイド性の高血圧をきたした場合などでは、塩分制限を行うことがあります。また、ワルファリン内服中の人は納豆を食べるとワルファリンの効果がなくなってしまうので、避けてください。

4 慢性腎不全

塩分を制限する場合と、塩分を積極的に摂取したほうが良い場合の二つのタイプがあります。

(1) 先天性腎尿路奇形の場合

小児の慢性腎不全の最も多い原因である先天性腎尿路奇形（低異形成腎など）や、若年性ネフロン癆《ろう》の特徴は、尿の濃縮力障害および塩分の尿への喪失であり、多飲多尿になる場合が多いことです。夜尿が年長児になっても消失しないことで、これらの疾患が見つかることもあります。

また生来、塩辛い食品を好む傾向があります。これらの疾患を持ったお子さんは、塩分が尿に出てしまい、体内で塩分が不足しがちになるため、十分な食塩の投与が必要です。したがって、慢性腎不全用の特殊ミルク（８８０６Ｈミルク）は、塩分が普通のミルクに比べて3倍くらい多く含まれています。また、場合によっては塩を薬として内服処方することもあります。こうした疾患を持つお子さんに間違って塩分制限をすると、血管内脱水に伴う腎機能の悪化や成長障害をきたすので、注意が必要です。

(2) 慢性糸球体腎炎やネフローゼ症候群などの場合

一方、慢性糸球体腎炎やネフローゼ症候群などで腎機能が悪くなった場合は、高血圧があれば塩分制限を行います。したがって、慢性腎不全の場合はそのお子さんに応じた塩分の指導が必要です。

長期のたんぱく制限食は、小児では有効であるという確固たる証拠がなく、また十分な栄養は小児の成長にとって必要であるため、通常たんぱく制限は行わないことが多いです。

腎代替療法（腹膜透析や血液透析）を施行中のお子さんも、塩分については前述したように、尿からの塩分喪失傾向か、高血圧の傾向かで個々のお子さんに合わせて対処します。低形成腎などでも、透析導入後尿量が減ってくると塩分制限が必要になってきます。また、尿量が減ってくるとリン[*7]制限食が必要になりますが、リンはたんぱく質に多く含まれるため、過度な制限は成長障害につながることから、注意が必要です。

*7　牛乳、乳製品、肉類、魚類、卵類、チョコレートなどにリンは多く含まれています。

Ⅱ 運動

昔は、腎臓病は不治の病と考えられ、安静や長期の入院が重要と考えられてきました。そのため、現在でも多くの人が安静や運動制限が必要であるというイメージを持っています。

しかしながら、多くの慢性腎炎やネフローゼ症候群は、治療の進歩により治癒することが多くなってきたことや、運動がこれらの病勢を悪化させるという根拠がないことなどから、現在は腎臓病を持っていても、高血圧や高度の浮腫などの一部の状況を除いて運動制限は必要ないとされています。

むしろ、長期入院、生活制限、両親の過保護、学校生活での運動制限などは、心理発達や社会性の発達の遅れを生みます。運動したり遊んだりしたい盛りの子どもたちに、安静を強いたり長期入院をさせたりすることの精神面に与える弊害は明らかです。将来腎臓病が治ったとしても、自分は無理ができないという気持ちを成人になってからも持ち続けるため、社会生活に影響が出ることが考えられます。腎不全になった場合でも運動をしない子どものほうが肥満や栄養不良になりやすく、心血管系の合併症などが起きやすくなります。病状が落ち着いていたら、できるだけ普通の子どもと同じように体育や行事には参加させましょう。

基本的には慢性腎臓病に対して、有酸素運動は制限するより、勧められる方向性にあります。特にこれは成人でははっきりしていて、慢性腎臓病や高血圧、糖

有酸素運動

主に酸素を消費する方法で筋収縮のエネルギーを発生させる運動を言います。また、「十分に長い時間をかけて呼吸・循環器系機能を刺激し、身体内部に有益な効果を生み出すことのできる運動」とも定義されます。有酸素運動では、体内の糖質や脂肪が酸素とともに消費されます。これに対して、酸素を消費しない方法で筋収縮のエネルギーを発生させる運動を無酸素運動と言います。一般的には、「身体にある程度以上の負荷をかけながら、ある程度長い間継続して行う運動」はすべて有酸素運動とみなすことができます。例えば、長距離走は有酸素運動です。短距離走は無酸素運動ですが、有酸素運動は心血管系や腎臓に良いとされ、長時間の無酸素運動（マラソン、競泳、遠泳、長時間のなわとびなど）は良くないとされています。

尿病のガイドラインでは有酸素運動は勧められており、子どもも同様と考えられています。これらでは腎臓病の進行を抑制し、心臓や血管系の合併症を減少させることが考えられています。

1　ネフローゼ症候群

再発中は、血管内の水分量が少なくなったり浮腫が悪化したりすることがあるので、激しい運動は控えるほうが良いと思います。ただし、ベッド上安静の必要はなく、授業を受けるなど通常の生活は可能です。

蛋白尿が消えた後は、ステロイド内服中であっても運動を開始して構いません。私たちは、他院で長期間のベッド上安静を強いられ、高度の肥満や脊椎圧迫骨折などで動けなくなり、当院へ紹介されてきたネフローゼ症候群の患者さんを何度も目の当たりにしてきました。ステロイド内服中は、骨密度を維持して骨粗鬆症を予防するためにも、むしろ適度な運動をさせることが大切です。

2　急性糸球体腎炎

高血圧がある時期や尿量が少ない時期は、基本的に入院での治療が良く、安静が必要です。これら溢水症状（水分が体内に多量に貯留すること）が改善した後は、退院して普通の生活が可能となります。運動については主治医と相談が必要ですが、溢水の時期が過ぎたら通常は可能です。

3 慢性糸球体腎炎

通常、ほとんど運動制限はありません。私たちは、疾患の活動性が高いときのみ、マラソンや競泳など長時間の無酸素運動のみ制限しています。

4 慢性腎不全

通常、ほとんど運動制限はありません。

Ⅲ 予防接種

(1) 時期を見極めて、積極的な摂取を

病気が落ち着いているときに、積極的に接種しましょう。ネフローゼ症候群はかぜ（感冒）などをきっかけに再発することが多く、慢性腎炎も感冒で悪化することがあります。

また、免疫抑制薬内服中などでは、感染症が重症化するリスクが高くなります。したがって、ウイルス感染症の予防は非常に大切です。インフルエンザワクチンは不活化ワクチンのため、免疫抑制薬[*8]やステロイドを使用していても接種可能なので、積極的に接種しましょう。ただし、病気の活動性が高いときは避けたほう

＊8　シクロスポリン（商品名：ネオーラル）、タクロリムス（商品名：プログラフ）、シクロホスファミド（商品名：エンドキサン）、ミゾリビン（商品名：ブレディニン）、ミコフェノール酸モフェチル（商品名：セルセプト）、アザチオプリン（商品名：イムラン）、など

が望ましいです。稀《まれ》ですが、予防接種がきっかけでネフローゼ症候群が再発することなどがありえますので、接種可能かどうか主治医とよく相談したほうが良いでしょう。

(2) 生ワクチンは特に摂取時期に注意

さらに、免疫抑制薬内服中は生ワクチン[*9]の接種は基本的に禁止されています。これは、「細胞性免疫不全症」の患者が生ワクチンを接種すると、ワクチン株のウイルス感染症が発症するリスクがあるためです。したがって、可能であれば免疫抑制薬を中止している時期に接種するほうが望ましいです。

ただし、免疫抑制薬を中止するとネフローゼ症候群などでは再発の危険が増すことになります。そのため、免疫抑制薬内服中でも、免疫状態が概ね正常であることを確認したうえで、病気が安定しているときに接種することがあります。特に麻疹や水痘はかかると非常に重症化して命に関わることもあるので、できる限り抗体を持っていたほうが良いでしょう。ウイルスに対する抗体があるかどうか血液で調べることも可能です。主治医の先生とよく相談することが大切です。

＊9　弱毒化されているものの生きたウイルス全体が含まれたものを指します。BCG、ポリオ、麻疹風疹混合、流行性耳下腺炎（おたふくかぜ）、水痘。

Ⅳ かぜ（感冒）をひいたときに注意すること

ネフローゼ症候群は、感冒がきっかけで再発することがあります。また、腎炎であれば肉眼的血尿が出たり腎炎が悪化したりすることがあります。普段から感冒の予防のため、手洗いやうがいを励行《れいこう》することが大切です。

シクロスポリン[*10]内服中の人は、マクロライド系[*11]の抗菌薬を飲むとシクロスポリンの血中濃度が上昇してしまうので、マクロライド系の抗菌薬は避けましょう。近医のお医者さんにかかったときは、そのことを伝えてください。それ以外の抗菌薬、感冒薬、整腸薬や解熱薬は普通の子どもと同様に使用して大丈夫です。

腎炎やネフローゼ症候群で、ステロイドを長期に飲んでいる人は、自分の副腎からのステロイドホルモンの分泌が悪くなっていることが多く、高熱時にステロイド離脱症状[*12]が出現することがあります。ステロイド離脱症状の予防として、高熱時に少量のステロイドを1日3回くらい（例:プレドニゾロン15mg／m²／日）内服してもらう方法があります。また、高熱時に全身状態が不良であれば、免疫抑制薬を一時期休薬することがあります。

これらのことは、普段から主治医と相談しておくと良いでしょう。

V 入院治療か外来治療か

基本的に、治療上必要なときのみ入院が必要となりますが、極力長期入院は避けるほうが望ましいです。ほとんどの治療は通院で可能ですが、以下のような場

*10　商品名：ネオーラル

*11　商品名：エリスロシン、クラリス／クラリシッド、ジスロマックなど

*12　体内のステロイドホルモンが欠乏して倦怠感、嘔吐、低血圧、頭痛などが出現することです。

合に入院治療が必要となります。

1　ネフローゼ症候群

再発しても、全身状態が良好で浮腫がないかあっても軽度であれば、外来治療が可能です。腹部症状[*13]が強かったり、食事が摂れなかったり、高度の浮腫で倦怠感が強く生活に支障が出る場合、薬が飲めないような場合は、入院治療に切り替えます。これらの症状は、アルブミンを点滴で投与すると改善することが多いです。

また、再発時に高熱が出てぐったりしたときや、腹膜炎など重症感染症が疑われるときも、入院が必要となります。

＊13　腹痛、嘔吐、下痢など

2　急性糸球体腎炎

高血圧がある時期や尿量が少ない時期は、基本的に入院が必要となります。これら溢水症状（水分が体内に多量に貯留すること）が改善したら、退院して普通の生活が可能です。

3　慢性糸球体腎炎、急速進行性糸球体腎炎など

腎生検のとき、ステロイドパルス療法などの点滴の治療が必要なとき、あるいは症例によってはステロイド療法を開始後しばらくは入院しての治療が必要で

す。それ以外は、ほとんどが外来治療です。

Ⅵ その他の注意点

ネフローゼ症候群では、虫刺されが再発のきっかけになることがあります。これはお子さんにもよりますが、夏は虫刺されの予防や刺されたときに早めの治療をしたほうが良いと思われます。

第6章

知っておきたいⅠ　心のケア

舟橋敬一

はじめに

子どものかかる病気には様々なものがありますが、慢性化する病気にかかったときのお子さんには共通の困難があります。その共通点を理解することは、心《こころ》のケアの方向性を定めるうえで、とても大切です。

苦しんでいるお子さんが楽になる魔法の言葉はありませんが、どんなことを考えて言葉をかければよいか、ということを書かせていただきます。

病気はお子さんの生活全体を変えてしまうかもしれませんが、決して病気はそのお子さんのすべてではありません。お子さんが成長するためには、お子さん自身がその年齢や状況に応じて持てる力を発揮して生活を送る必要があり、そのためには治るのを待つことができない場合も少なくありません。

I 何に傷つくのか？

お子さんは何に傷つくのでしょうか？「病気なのだからつらいに決まってるでしょ」と言ってしまいたくなるかもしれませんが、よくよく話を聞いてみると、病気による身体の症状もさることながら、病気とその治療によって失うものや、病気を持った自分という自己イメージによって傷ついていることがわかります。

傷つく理由が病気そのものではないということから、回復には時間がかかるかもしれませんが、心のケアの可能性と方向性が見えてきます。

Ⅰ　日常性を失うこと

普段意識されることはほとんどないかもしれませんが、人は慣れ親しんだ日常を維持するために、常に最大限の努力をしています。それこそが自分であると思っていますし、慣れ親しんだ生活の中では対処できる安全なことしか起きないと知っているからです。「自分」と言われるとちょっと受け入れがたい方でも、自分が生活している環境、習慣となっている行動、そこで発揮している能力、常日頃考えていること、その基準になっている価値観などが、「自分」の裾野をつくっていることは納得いただけるのではないでしょうか。ですから、それを失うことは大変なストレスの原因になります。子どもが転校で情緒不安定になるのは良い例です。

●子どもにとっての日常

慣れ親しんだ生活を構成するものとして、所属、役割、能力、人間関係、場所、活動、所有物などに分けて考えるとわかりやすいと思います。子どもにとっての日常というのは、家族と住んでいること、○○小学校で勉強していること、△△ちゃんの友だちであること、サッカー部のキャプテンであること、といった一つひとつです。それがなくなるというのは、そのお子さんの存在そのものが変わってしまうことになります。その日常のいくらかを一時的に、あるいはずっと失うわけですから。心のケアの出発点として、まず子どもが失ったものを理解する姿勢が必要です。

特に、入院は大きな環境の変化であるため、特別な配慮を要する状態と言えます。子どもが安全と知っているいつもの世界から、異なる環境に身を置くわけですから、たとえ病気でなかったとしても、不安や恐怖を感じるのは当然の反応です。この新たな環境を、それまでのそのお子さんの世界に近づけること、つまり、家族との面会や大切にしていた活動の保証、お気に入りのおもちゃを持ってくることの許可などが、どれほど大きな意味と役割を持つのか、おわかりいただけるのではないでしょうか。

2　理解できないこと

人間にとって、理解できないことは大きなストレスになります。例えば雷雨について、昔の人は雷神様を考え出して祈るという方法を得ることで、ある意味安心して雷雨に対処しました。効果がなくてもそれが安心だったというのは、人間が理解できないことに耐えられないということの表れです。

ですから、病気に関する正確な情報は、必ずしも嬉しいものではない場合もありますが、心の安定の材料なのです。慢性の病気は、症状が現れ検査をしても簡単に診断に至るとは限りませんし、治療効果が出るまでに時間がかかる場合もあるかもしれません。この不確実さを抱えたままの時間が長引くことが、大きなストレスの要因になることがわかっています。誰でも「かもしれない」を抱え続けるには、強い精神力が必要であり、同時にとても苦しいことなのです。

(1) 年齢に合った説明を

まだ小さいから病気や治療の理由について理解できないのではないかと思われるかもしれませんが、小さいなら小さいなりの、大きいなら大きいなりの理解を助けることが必要です。その理解そのものが安心のもとですので、お子さんの年齢に見合った説明をする必要があります。大切なことは、

●その状態に名前を付けること
●それがどんなものかという説明
●これからどんなことが起こるかということ
●起こったことに対して、どのようなことができるかということ

もちろん、これらの説明の際には、保護者の方がお子さんのそばにいるほうが、お子さんは安心して聞いたり質問したりできます。

(2) 「どうして私が病気になったの？」に対して

子どもの質問のすべてについて答えられる、あるいは、すべてを説明しないといけないわけではありません。

多くのお子さんが抱きますが、答えのない質問として、「どうして私が病気になったの？」といった質問があります。

発達障害を持ったお子さんの場合

生活環境の変化への対応が苦手なため、生活環境が変化すると強い不安と緊張を感じ、癇癪（かんしゃく）を起こしたり、一見、治療拒否に見える興奮状態になることがあります。通常の発達のお子さんに比べて、説明を簡潔に、しかし、検査や治療介入などの予告、生活枠の説明を事前にはっきりと伝えることが安心をもたらして、治療をスムーズに進めることにつながります。それまでの生活の中で発達障害の指摘がなく、ストレスフルな入院環境でその発達特性が初めて明らかになる場合もあります。そのような場合は、児童精神科医に相談してみるのも良い方法です。

将来、医学の発展とともに遺伝的な要因と環境的な要因で説明できる病気も増えてくるとは思いますが、科学的な答えは、必ずしもこの「どうして？」への答えになりません。宗教観が浸透している家庭であれば、宗教的な説明もありうるのかもしれませんが、基本的に病気や障害は理不尽なものです。このような病気の受容の過程で出てくる、質問という形で現れたお子さんの抱えるつらい気持ちに対して、科学的な回答は意味を持ちません。

わからないというのが正直な答えですが、質問という形で表現されたお子さんの気持ちを理解して寄り添うことが、ケアとしては最も正解に近いのではないでしょうか。

3　慢性化すること

病気になった後、生活全般を元に戻せる場合ばかりではありません。病気が慢性化して、その治療などによる様々な制限で、これまでの生活を続けることができなくなる場合には、失ったものや環境を受容することに加え、新しい生活をつくっていくことが必要になってきます。

正しい理解が受容への最初のステップです。病気の症状が重い、あるいは障害を残す場合には、受容の過程の中で否認や怒りなどの気持ちが必ず現れてきます。これらの感情は、大きな負担となる事実から自分を守るために誰もが備えている、心の防御装置です。そのため、急にものわかりが悪くなったとか、乱暴になった、といった否定的な評価をする必要はありません。受容のために欠かせない一般的な経過や反応であると理解してください。

慢性的な病気の場合、つらい症状が長引く、痛みを伴う検査が必要である、治療の効果が出にくい、などのたくさんの問題が生じてきます。子どもにとって予期できない苦痛が続き、そのことに対してなすすべがないことが繰り返されると、どうしようもない無力感を感じ気持ちも沈みがちになり、これから起こることへの不安を絶えず感じている状態になるかもしれません。そのため、生活の中のポジティブな部分に目を向け、希望をつくっていくためには、周囲からの助けが必要です。

お子さんが「こんな身体に産んだのはママのせい！」と言うことがあるかもしれません。これは、自分だけでこのつらい気持ちに耐えるのは大変だから、この重い荷物を持つのを手伝ってという気持ちの現れです。ところが、多くの母親がそのとおりと考えがちなため、この言葉が堪えてしまうことが少なくありません。ご自身の罪悪感に噛み合ってしまうのです。しかし、お子さんがつらい気持ちのバランスをとるためそのように甘えているのだ、と知っておくことは無駄ではありません。

4 告知と秘密

病気に関する説明は、決して一回きりではなく、その後の治療や経過観察のプロセスの中で、繰り返し説明することが大切です。心のケアを行うということは、現れてくるあらゆる感情を大切にし、病気の状態を受け入れ、さらに新しい生活をつくっていくことをサポートすることです。そのためには、お子さん自身が、病気や環境の変化について理解することが前提となります。したがって、再適応へのサポートは、なんらかの告知と受容なくして成立しえないのです。

●秘密にする問題点

非常に治りにくい病気の場合、お子さんに診断名や考えられる将来の経過などを告げないご家庭もあるかと思います。なんでも正直に言えばいいというものではなく、簡単な問題でもないので、その是非をここで議論するつもりはありませんが、問題点はお伝えしておきたいと思います。

まず、秘密にするということは、結果的には逆にそれを強調するということになりかねません。嘘は嘘を必要とします。そして、そのことを親が否定的に受け取っていることを明かすことになります。

しかも多くの場合、子どもは自分で気づいてしまいます。秘密にすることで、お子さんの思いについて大切な話ができたはずのチャンスを失うことになるかもしれません。実際、親御さんが医療者に「子どもが動揺するだろうから、子どもに診断を伝えないでほしい」と伝え、そのお子さんは医療者に「親が悲しむだろうから、自分が診断を知っていることを親に伝えないでほしい」という場合もあるのです。

5 スティグマ

スティグマとは、病名そのものに対して社会が持っている否定的なイメージです。スティグマと呼ぶほど強いものではなくても、親御さんが持っているイメージに影響されてお子さんのセルフイメージができあがっていくものです。

お子さんが自らの可能性を狭めないためにも、親御さん自身が偏見を持たずに病気をよく理解し、お子さんに説明をすることが必要です。

Ⅱ トラウマ体験としての病気

人が、自分自身の力や周囲の人間関係からの支えでも処理できないほど極度の無力感を感じるような出来事に出会うことをトラウマ体験と言います。

その出来事の後も、その当時の記憶に突然引きずり込まれたり、そのことに関連することを避けるようになったり、人との付き合いが少なくなったり、極端にいらいらしたり不安になったりする症状が持続する人がいます。このような状態が続いていることを外傷後ストレス障害（ＰＴＳＤ）と言うのですが、重症な病気の診断と治療の過程の中にはトラウマ体験となりうる要素があって、実際にこれらのＰＴＳＤ症状が見られるケースもあります。

Ⅰ トラウマ体験としないために

では、病気の診断と治療の過程をトラウマ体験にしないためには、どうすればいいのでしょうか？

ここで力になるのは、病気になる前の本人の育ちと、家族を中心とした本人を支える安定した人間関係です。実際、いくつかの研究でもトラウマ体験となるかどうかは、保護者の影響が大きいことが示されています。お子さんのサポートにおいて気を付けることは、次の三つです。

●安全な居場所の確保
●主体性の維持
●自己効力感の育成

(1) 安全な居場所の確保

落ち着いた心で親御さんがそばにいることが、何よりお子さんの不安を軽減させます。お子さんの不安が強くなりそうなとき、例えば、病気や治療の説明、痛みを伴う検査や手術に臨むときなど、親御さんにはできる限りそばにいていただきたいものです。

お子さんが幼ければ幼いほど、親御さんの安心がお子さんの安心になりますが、重症な病気を持ったお子さんのご家庭は、親御さん自身の心理的負担が原因で危機的な状態になることが少なくなく、離婚されるような場合もあります。親御さんもお子さんと同等か、それ以上にPTSD症状をきたしうることが知られています。医療者から見れば、お子さんの安心の確保には家族単位でのケアが必要になるということです。親御さん自身もつらい思いを医療者に表現することが、自分を守るうえでも、とても大切です。

乳幼児の場合は親御さんとの関係がほとんどすべてですが、幼児期以降は徐々に友だち、学校での勉強、お子さん独自の活動が社会的役割を構成してくるようになります。お子さんの最もお子さんらしい部分の成長が、病気の治療のために後回しになってしまいがちです。できる限りそれまでに築いた人間関係や活動を維持する努力をして、そのお子さんらしい生活を保つことを考えてみてください。ちなみに、ここで述べた居場所というのは、実際の場所というより、存在を認めてくれている人間関係や期待されている役割をイメージしていただければと思います。

(2) 主体性の維持

医療関係者の役割を説明すると同時に、治療の中でのお子さんの役割を伝えることが大切です。これは、お子さん自身に、できるだけ主体的に積極的に治療に関わってもらうためです。薬を飲むこと、痛かったり何か変だったりしたときには知らせてくれること、などがお子さんの役割です。そこから先は、医療者の責任です。

治療の中では受け身にならざるを得ないことばかりですが、自分の大切な生活を維持するための治療を行うという意味を、お子さん自身に確認してもらうことが重要です。そのためには日常生活で、自分の思いを形にしていく体験が必要です。治療が長期にわたると、親御さんの保護的な関わりが多くなる場合もあるかと思います。しかし、この保護的な関わりも過剰になれば、お子さんから主体性を奪い、成長の機会を逸することになるという側面も意識すべきです。

(3) 自己効力感の育成

発達段階に合わせて、病気のこと、治療のこと、これから起こること、それに対してできることなどを説明します。苦痛な体験はもちろんつらいことですが、理解できないことが起こること、それに対する対処の仕方がわからないことのほうが、かえってお子さんを不安にします。一回の説明では、驚いただけで理解できないことが普通です。わかりやすい言葉を用いて繰り返し説明することが大切です。

また、生活には様々な制限が課せられるかもしれませんが、可能な限り、お子さんができることを自分でやっていくことは、お子さんの自己効力感の育成につながります。

自己効力感と自己肯定感

自己効力感とは、自分が動けば状況に対処できるという感覚です。自分の運命に関与しているという考えでもあり、何かを期待して動くときの原動力となります。その逆は、努力しても結果に裏切られ続けて意欲を失った状態。無力感です。

一方、自己肯定感とは、自分に価値があるという感覚です。他人に認められることも肯定感を支えてくれますが、条件付きの肯定感は不安が常について回ります。無条件に、存在自体の価値を乳幼児期に親から気づかされたり、自分自身が成長の過程で気づいたりすることで、失われない自己肯定感を持つことができます。

III 思春期から成人期へのケア

I 年齢に関する配慮

(1) 乳幼児の頃

2歳頃までの子どもは、目の前にないけれども存在しているものがあるということ、離れていても想いというものがあることを理解できないようです。そのため、入院に際して母親の付き添いが特に望まれます。実際にそばにいることが何より大切なのです。

幼稚園の頃を覚えている方は少ないかもしれませんが、この時期には際立った特徴があります。自己中心的で、物にも意思があると考えます。そのため、擬人化した説明がしっくりくるのです。また、因果関係の理解が困難で、「僕が弟に意地悪をしたから病気になったんだ」と考えたりすることもあります。このように、負わなくていい責任を感じて、それを大人になるまで持ち続けてしまう人もいます。誤解があれば早めに解いてあげることも必要になるでしょう。

何時にこうするから大丈夫だと教えてもなかなか聞き分けの悪い場合は、時間概念の未熟さが原因のことがあります。まだ、将来をイメージする能力が育っていないことを周囲の大人が理解すべきです。何時というのがわかりにくくても、「こうやって、ああしたら、こうなるよ」と物事の流れで予告すると、わかりやすい場合があります。時間概念が未熟であると、一度具合が悪くなったものが治るという流れもイメージしにくいのです。回復に至る流れをイメージできるよう説明すると、安心が増すかもしれません。

また、この時期は目の前にないことを考えるのが困難です。言葉だけで説明しても理解が追いつかないかもしれません。人形や小物を用意して、その動きや遊びを通して説明すると伝わりやすくなります。

(2) 小学生の頃

年齢が上がり小学生になれば、友だちとの関係の中で、「普通」でいたいという思いが出てきます。子どもは子どもの中で人間関係を学習していきます。同じ行動をすることで連帯感をつくる時期を経て、同じ性質を確認していくことで連帯感を確認する年代へと移っていくのですが、一人ひとりの独自性をお互いに認め合うということは、そういった時期を経た後のことになります。その間は、健全な人間関係をつくればつくるほど、その関係を維持する中で、みんなと違うことに悩むことになるのです。

(3) 思春期の頃

思春期は友達の目を通して自分を見ます。行動だろうが、見た目だろうが、どんな違いも自己肯定感を低下させる可能性があるのです。思春期に入って、必要な薬を飲まなくなったり、治療を拒否したりすることは、普通でいたいという強い思いの表現である場合が少なくありません。

また思春期には、薬剤の美容的な副作用が問題になります。例えば、ステロイ

先輩の話を聞く

当事者の集まりに参加することが、助けになることがあります。一つは、同じ状況にあるのが自分一人ではないと知ること。そして、親の言うことは聞かなくても、先輩の言うことには耳を傾けることがあること。また、他人を力づける役割を担って初めて、バランスのとれた病気の理解ができる人もいること。

気を付けることは、気持ちが沈んでいる方に同調して帰ってきたり、すばらしく成功しているように見える人がいて、あんなふうにならないといけないと思って追いたてられた気持ちになるということです。どんなにすばらしい方々の集まりでも、自分を否定しない方向性を保護者の方が確認していくことが大切だと思います。

ド薬による体重増加、にきび、多毛、顔が丸くなることなどを気にして、服薬を拒否したりさぼったりすることが起こりがちです。他人から自分がどう見られるのかということが重要であり、大人よりはるかに細やかな感受性を持ち合わせているので、「命に比べればどっちが大切なの？」という大人からの割り切った説明では、説得が平行線をたどることもしばしばです。

2 成長を通して主体性と責任をはぐくむ

赤ちゃんが患者さんであれば、病気の理解や治療の説明は親御さんが受け、受診や薬の管理も親御さんの責任で行われることになるでしょう。一方、成人が病気になった場合は、病気や治療の説明はすべて本人になされ、受診や薬の管理も自分で行うことは当然のことです。では、その境目はどこにあるのでしょうか？

幼い子どもには一つひとつ決めてあげて世話をしてあげる態度が不可欠ですし、子どもにも良い影響があるでしょう。しかし、そのような親の保護的な態度は、年齢が上がるにつれて子どもにとって煩《わずら》わしくなり、ときに子どもからの反発となり、さらに長い目で見ても良い影響を及ぼしません。

小さい頃から病気だったお子さんの場合、赤ちゃんのときから連続してケアが行われていて、自己管理への橋渡しに戸惑うことがあるかもしれません。病気の理解、責任を持った自己管理の達成は、年齢や性格、環境により変化します。成人の持つ主体性と責任を、子どもがいきなりある日手に入れることは困難です。

年齢に応じた説明を繰り返して、主体性と責任をはぐくんでいくことは、成人になったときのためにも、意識して行う必要があります。

(1) 子ども自身の人生

弱い者を守るのは人間の本能です。しかし、それのみでは子どもの成長や自立の機会・力を奪うことになりかねません。子どもに病気があると、子どもを守る部分が多くなりますが、逆に子どもが依存の度合いを高め、困難を回避した生活を送るように促すという悪い点があることを覚えておくべきです。

(2) 自分の力でできることを

子どもは、自らの力で物事を成し遂げることによってのみ力と自信を付けていきます。周りの人がすべきことは、この子にもできると信じて、秘められた力を発揮できる適切な場所と機会を与えることです。人間の様々な能力の獲得には、適切な時期と順番があります。そしてそれは、後から取り返すことはできません。つまり、子どもの発達を病気の治療が終わるまで待つわけにはいかないのです。

さらに、自分の力で自分の考えを現実にしていくことが、病気による劣等感を持たせないためにも重要です。お子さんを放置するということでは決してありません。できることを、時間をかけてでも、必要ならお膳立てをしてでも促し、その姿を見守ってゆくということです。

Ⅳ きょうだいへの配慮

1 きょうだいのためだけの時間の確保を

病気のお子さんがいると、家族の生活がそのお子さんを中心として回りがちです。しかし、親御さんへの注意欲求は、そのお子さんのきょうだいも同じように持っています。そのため、必然的に短くなるでしょうが、きょうだいのためだけの時間を必ず用意してください。

特に、授業参観などの記憶に残る特別なイベントは大切にしたいところです。幼少期に必要な親からの関心を、後で埋め合わせることは決してできません。病気のお子さんの世話で心も体も手一杯で大変なときも多いと思いますが、絶対に帰ってこない時間なのだという意識を持っていただきたいと思います。

2 認められたい気持ちに応える

「うちの場合は思いやりのあるきょうだいで、そんな心配は全くない」というご家庭がほとんどだと思いますが、褒《ほ》めるときにも、病気のお子さんを手助けしてくれたことだったり、お母さんを助けてくれたことだったりしないでしょうか？　その繰り返しによって、自分は病気のきょうだいの面倒をみることによってのみ存在価値があるのだと誤解してしまう場合があります。

そういうことと無関係に、そのきょうだい自身を大切に思っているというメッセージを伝えるにはどうすればいいか、ということを常に考えてください。

どの子どもにも認められたいという思いがあります。そして、認められないという思いがあるときに子どもが出す行動は、にぎやかに注目を要求する自己主張か、親に期待される自分を演出する過剰適応かです。過剰適応は無理のある演技ですから、いずれどこかで不適応を起こすことになります。「こんな良い子が突然どうして？」ということになるわけですが、これはきょうだいの無理に限界が来たというサインなのです。

3 病気の説明はきょうだいにも

きょうだいは患児のことを当然心配しています。患児本人への説明と同時に、きょうだいにも患児の病状やこれからの経過を説明していくことが必要です。

また、患児が病気になったことや悪化したことに関して、罪悪感を持っているきょうだいもいます。「自分が親の言いつけを守らなかったから、お兄ちゃんが病気になった」といったものです。もしそうなら、不当な罪悪感は持たなくていい、ということを説明する必要があります。

もう一つは、自分や他の家族も病気になるのではないかといった心配です。年齢が高くなれば、遺伝といった現実的なものを心配するかもしれません。病気に対してお話をするときに、併せて説明したいところです。

病気のことやそのためにできなくなったことを、きょうだいが意地悪く言うことがあるかもしれません。親御さんに自分を見てほしかったり、学校など外の世界でうまくいかないことがあったりしたときに、つい出た言葉かもしれません。そんなときは、きょうだいもまだ子どもであることを思い起こして、親がお手本を示しながら、気長に成長を見ていく姿勢が必要かもしれません。

おわりに

病気が慢性化すると、それまでの生活や自分自身に対して抱いていた自己イメージを失うことが少なくありません。そこから新たな生活と自己イメージを創《つく》り出していくことは、大きな負担を伴う作業となります。

つらい状況にあるお子さんを見ていると、その気持ちをなんとか和らげられないものか、と思います。通常の心のケアとは、相手の力を信じること、相手のことを理解しようとすること、そして相手の感情を大切にして寄り添うことに尽きます。ただ、慢性の病気における心のケアでは、この喪失の理解と再適応のサポートを要する点がユニークです。ケアしていく心は、胸の内にあるのではなくて、子どもを取り巻く環境に広がりをもって存在しているようです。

病気を持ったお子さんの、病気とその治療が与える苦痛、病気によって失った日常、病気に影響を受けた自己イメージを考えることが、その子にとっての病気の意味を知ることにつながります。そして、繰り返される日常と家族を中心とした人間関係がそれを乗り越える場を与えてくれていること、子どもは成長と発達の真っただ中にいるのだ、という認識が大切です。

第7章　サポートのはなし

知っておきたいⅡ

Ⅰ　小児の医療費助成制度・福祉制度

宇田川智宏

Ⅱ　東京「腎炎・ネフローゼ児」を守る会について

東京「腎炎・ネフローゼ児」を守る会

I 小児の医療費助成制度・福祉制度

腎炎、ネフローゼ症候群や慢性腎臓病などの腎疾患のために、通院や入院などの医療を受けている小児患者を対象として、医療費を公費で負担する制度があります。2018（平成30）年4月現在、国民の医療費は年齢に応じて負担割合が異なります。義務教育就学前の乳幼児では保険者が8割、自己負担は2割、小学生以降と70歳までは原則保険者が7割、自己負担は3割となっています。

医療費助成制度は、長期に続く医療費のうち経済的負担を軽減するために、保険医療費の自己負担分を助成するものです。この公費による子どもの医療費助成制度としては、「子ども医療費助成制度」、「小児慢性特定疾病制度」、「心身障害者医療費助成制度」、「自立支援医療制度」などがあり、制度により担当窓口が異なります。

本節では、腎炎やネフローゼ症候群、末期腎不全に対して医療上必要となることが想定される制度を中心に、概略を説明します。各自治体により制度の詳細が異なるため、申請にあたっては各制度を担当する事業主（市役所等）のホームページも参照していただき、病院の医療ソーシャルワーカーや医療助成の担当窓口、あるいは各自治体の担当窓口にお問い合わせいただくとよいでしょう。

1　子ども医療費助成制度（市区町村の事業）

かぜなどでクリニックや病院を受診された際に、多くの方がお子さんの医療費の自己負担がかからずに済んだ経験があるのではないでしょうか。これは「子ども医療費助成制度」により、窓口で支払う自己負担分を地方自治体が負担しているからです。2018年7月現在、義務教育就学前までの乳幼児期の医療費の自己負担分は、日本のすべての自治体で各地方自治体から助成されています。また、それ以降の年齢を対象とした助成を行っている都市もあります。例えば東京都では、「義務教育就学児童医療費助成制度（㊖、通称：マル子）」の対象年齢は小学1年生から15歳になった年度の3月31日までです。福島県のように18歳になった年度の末までを対象としているところもあります。

市区町村独自事業であるため、自治体により名称（㊚：通称マル乳、㊖：通称マル子など）や助成内容（対象年齢、入院／通院、所得制限の有無など）が異なります。年度により制度が変更される可能性もあります。お住まいの自治体（市区町村）ホームページにある最新の詳しい情報を参照いただくか、直接窓口にお問い合わせください。

また、入院中の食事代や差額ベッド料など療養標準負担額の対象とならない項目もありますので、支払いに関する不明な点については、病院の会計窓口や相談窓口にお問い合わせください。

2 小児慢性特定疾病の医療費助成制度

厚生労働大臣が定める疾病の程度を満たす小児慢性特定疾病にかかっている児童を対象に、健全育成の観点から、患者家庭の医療費の負担軽減を図る目的で、その医療費のうちの自己負担分の一部が助成される制度（都道府県・指定都市・中核市の事業）です。小児慢性特定疾病とは、①慢性に経過し、②生命を長期に脅かし、③症状や治療により長期にわたって生活の質を低下させ、④長期にわたり高額な医療費の負担が続くような要件をすべて満たす疾患です。ネフローゼ症候群や慢性糸球体腎炎のほか、腎・尿路奇形や透析中の患者などが含まれますが、この医療費助成制度の適応は、疾患ごとに基準が異なります。疾病ではありませんが、腎機能低下による低身長に対して成長ホルモンを投与する治療も助成の対象に含まれます。詳しい基準などは疾患担当の医師にご相談いただくのがよいでしょう。対象疾患とその解説が、小児慢性特定疾病情報センター[＊1]のホームページに記載されています。

この制度は18歳未満の子どもが対象です（ただし、18歳到達時点で本事業の対象になっており、かつ18歳到達後も引き続き治療が必要と認められる場合には、申請があれば20歳未満まで対象が延長されます）。

小児慢性特定疾病情報センターのホームページを参考に、手続きの流れを簡単に説明します。まず、指定医療機関で診断を受け、医師より小児慢性疾病の医療

＊1　小児慢性特定疾病情報センター
https://www.shouman.jp/disease/

意見書を記載してもらいます。発行された医療意見書を添付して、医療費助成申請書を都道府県あるいは指定都市や中核市に提出します。提出された書類をもとに、小児慢性特定疾病審査会により適応の審査を行い、その結果は書類を提出した自治体から通知されます。

この制度は、難病についての経年的なデータの蓄積を活用し、研究の推進や研究成果の患児・国民への還元を図る目的もあります。適切な助成制度の活用が次世代での疾病克服につながっていく可能性があります。

●小児慢性特定疾病重症患者認定基準

慢性腎疾患のうち、血液透析または腹膜透析（CAPD、持続携帯腹膜透析を含む）を行っていれば満たします。自己負担額が減額されます。

3　心身障害者医療費助成制度（都道府県や市町村の事業）

心身に重度の障害がある方に医療費を助成する制度です。自治体により給付制度は様々です。

4　難病医療費助成制度（指定難病）

難病の患者に対する医療費助成を行う法制度が2014（平成26）年に成立しました。指定された疾病について治療方法の確立等につながるよう、難病患者データを効率的に収集することを目指します。効果的な治療方法が確立されるまでの間、長期の療養による医療費の経済的な負担が大きい患者を支援する制度です。18歳以降（小児慢性特定疾病を20歳まで延長申請した患者では20歳以降）の腎炎・ネフローゼ患者を含む様々な腎疾患が助成制度の対象となっています。

一次性ネフローゼ症候群、IgA腎症、一次性膜性増殖性糸球体腎炎、紫斑病性腎炎、急速進行性糸球体腎炎、抗糸球体基底膜腎炎などのネフローゼ症候群や、全身性エリテマトーデス、遺伝性疾患であるアルポート症候群、ギャロウェイ・モワト症候群などが対象疾患に指定されています。

小児慢性特定疾病の認定基準と指定難病の認定基準には違いがあり、指定難病のほうが認定のための要件が厳しい場合もあるため、前者は認定されても後者では認定されないことも稀にあります。また、小児慢性特定疾病では対象となるが、指定難病では対象になっていない疾患もあり（腎尿路奇形、ネフロン癆《ろう》など、2018年現在）、これらの疾患が指定難病として認定されるための方策が必要です。指定難病の対象疾患、概要、認定基準は難病情報センター[＊2]のホームページに掲載されています。

都道府県に申請書のほか、指定医により記載された診断書、保険証、所得を証明するもの、住民票などを提出する必要があります。対象疾患の基準詳細や申請方法については、下記の難病情報センターのホームページ、都や指定都市の担当課、または指定都市を除く市区町村では都道府県の担当課へお問い合わせいただ

＊2 難病情報センター
http://www.nanbyou.or.jp

くのがよいでしょう。

5 じん臓機能障害の認定基準（身体障害者手帳）

人工透析を受けている場合、あるいは極めて近い将来に血液浄化療法が必要となるような場合には、じん臓機能障害1級の認定基準を満たします。あるいは、じん移植を行ったもので抗免疫療法を継続する期間は、これを実施しないとじん機能の廃絶の危険性があるため、抗免疫療法を実施しない状態を想定し、1級と認定されることが適当であるとされています。

血清クレアチニンが5.0㎎／dL以上8.0㎎／dL未満であり、かつ家庭内での極めて温和な日常生活活動には支障はないが、それ以上の活動は著しく制限されるか、神経症状や消化器症状などが伴う場合には3級、血清クレアチニンが3.0㎎／dL以上5.0㎎／dL未満で3級同様日常生活活動が制限されれば4級と認定されます。

●特定疾病療養受療証

現在加入している保険に人工透析を受けていることを申請すると、特定疾病療養受療証を発行してもらえます。これにより、1医療機関あたりの自己負担の月上限が1万円（収入により2万円）となります。

参考
①日本小児科学会社会保険委員会（編）：保険診療・社会保障テキストー子供の医療に携わるすべてのスタッフのためにー
②小児慢性特定疾病情報センター（http://www.shouman.jp）
③難病情報センター（http://www.nanbyou.or.jp）
④東京都福祉保健局保険制作部疾病対策課難病認定担当（http://www.fukushihoken.metro.tokyo.jp/iryo/nanbyo/nk_shien/n_josei/seidoannai.html）

Ⅱ 東京「腎炎・ネフローゼ児」を守る会 について

1 会の概要

当会は、腎炎・ネフローゼ児およびその保護者を対象に病気・生活面・教育問題などの悩みや疑問を相談し合い、精神面・医療面から多面的にサポートし、腎疾患児を抱えた家庭の様々な負担の軽減を目指しています。また、普通学校における病児への理解と対策の確立、医療や教育についての情報を提供するとともに、会員相互の親睦を図ることも目指しています。そのため、専門医を招き医療講演会を実施し、同時に相談会・交流会（年2回）を開催しています。

さらに、「腎ネフニュース」を作成して会員・行政（保健センターなど）に配布し情報を提供しています。また、全国へ活動を発信するためホームページ・ブログを開設し運営しています。

●所在地

〒154-0012　東京都世田谷区駒沢2-21-8

会長　鈴木 善行

電話／ファックス　0573-25-1177（窓口：杉野）

●主な活動

年1回の総会開催

医療講演会の開催と相談会・交流会の開催（春と秋の年2回）
新年会開催（先生をお招きしての相談会）
年2〜3回のニュース発行とホームページの運営
書籍の作成、発行、販売

●会費

年会費 2400円

●入会方法およびお問い合せ

①電話：受付時間9時〜17時（時間外は留守電に連絡先をお願いします）
電話／ファックス 0573-25-1177（窓口：杉野）
②メール jinnef.mamorukai@gmail.com

2 会の成り立ちとこれまでの主な活動内容

●昭和46年9月 患児の家族が会を結成し活動を始める

・腎炎やネフローゼ症候群と診断され、病気と闘っている家族の生活の保障や生活の向上、精神的支援を主な目的とする（当時は医療費の公費負担がなく、全額自己負担）。
・活動の成果として、難病指定の認可を受けての治療費の公費負担の実現（昭和47年）、院内学級の実現（昭和48年）が挙げられる。

・3歳児検診時の尿検査（昭和48年～）、小中高の学校検尿（昭和49年より隔年、54年より毎年）などの実現、および実施に向けての活動に協力。

●昭和47年1月　全国「腎炎・ネフローゼ児」を守る会 が発足

・全国各府県（当初は16カ所）の守る会が集まって組織。
・全国大会での決議に基づき、（当時の）厚生省、文部省、労働省の3省に国会陳情したり、様々な署名活動を行う。

●平成16年3月　全国「腎炎・ネフローゼ児」を守る会 が解散（運営委員のなり手不足）

・各府県の守る会が相次いで活動を停止し、現在も活動しているのは東京の当会のみ。
・東京「腎炎・ネフローゼ児」を守る会 では、住居地に関係なく会員をサポートしていく態勢をとっており、現在では全国各地に会員がいる。

3　最近の活動内容

●医療講演会・相談会

平成30年(春)

講演会

「小児特発性ネフローゼ症候群全国疫学調査（JP-SHINE study）」

国立成育医療研究センター腎臓・リウマチ・膠原病科　佐藤　舞 先生

「お薬が世にでるまで～治験のお話～」

国立成育医療研究センター臨床研究推進部臨床試験推進室室長　佐古まゆみ 先生

相談会

石倉先生・亀井先生・佐古先生・佐藤先生（国立成育医療研究センター）、原田先生・寺野先生（都立小児総合医療センター）によるQ＆Aおよび個別相談

平成29年(秋)

講演会

「ネフローゼ症候群の合併症」

都立小児総合医療センター腎臓内科　徳永孝史 先生

「慢性疾患のこどもの自立支援のために」

都立小児総合医療センター心理・福祉科医長　菊地祐子 先生

相談会

幡谷先生・菊地先生・濱田先生・徳永先生・原田先生（都立小児総合医療センター）、亀井先生（国立成育医療研究センター）によるQ＆Aおよび個別相談

平成29年（春）

講演会

「ネフローゼ症候群の診断と治療～初発から難治まで～」

国立成育医療研究センター腎臓・リウマチ・膠原病科　松村壮史 先生

「緩和型保険について」（医療保険のはなし サブ講演）

ほけんの窓口　海津　学 氏

相談会

石倉先生・亀井先生（国立成育医療研究センター）、濱田先生・原田先生（都立小児総合医療センター）によるQ＆Aおよび個別相談

ほけんの窓口 海津氏による腎疾患があっても加入できる医療保険の個別相談

平成28年（秋）

医療講演

「小児腎疾患患者の移行医療の現状と今後の課題」

都立小児総合医療センター腎臓内科　徳永孝史 先生

相談会

幡谷先生・濱田先生・原田先生・徳永先生（都立小児総合医療センター）、石倉先生・亀井先生（国立成育医療研究センター）によるQ＆Aおよび個別相談

平成28年（春）

医療講演

「インフルエンザ感染症、予防接種について」

加古川西市民病院小児科医長　石森真吾 先生

相談会

石倉先生・亀井先生・小椋先生（国立成育医療研究センター）、濱田先生・原田先生（都立小児総合医療センター）、石森先生によるQ＆Aおよび個別相談

平成27年（秋）

医療講演

「腎疾患患児の移行～当院の実際～」

都立小児総合医療センター総合診療科・腎臓内科医長　幡谷浩史 先生

「移行～自立に向けて～」

臨床心理士　布田佳子 先生

相談会

幡谷先生・濱田先生・原田先生（都立小児総合医療センター）、亀井先生（国立成育医療研究センター）によるQ＆Aおよび個別相談

平成27年（春）

医療講演

「こどものネフローゼの疫学〜性別、年齢、頻度、そして国際比較〜」

国立成育医療研究センター腎臓・リウマチ・膠原病科医長　石倉健司 先生

「基礎疾患を持つ患児への予防接種」

国立成育医療研究センター腎臓・リウマチ・膠原病科　亀井宏一 先生

相談会

石倉先生・亀井先生（国立成育医療研究センター）、濱田先生・原田先生（都立小児総合医療センター）によるQ＆Aおよび個別相談

●交流会

病気の種類・年齢・相談内容などによりグループ分けをして先生を交えての交流会

●新年会

毎年1月に先生をお招きして、気楽な雰囲気の中で食事をしながら個別相談の実施

●各種情報発信

・講演会のお知らせ。講演内容、総会報告などのニュース発行
・ホームページ上に講演会・相談会の内容報告などを随時アップ
・ツイッターにて情報発信

●その他

・年1回の総会開催
・年10回程度の幹事会開催（会員からの要望を踏まえ、講演内容の企画や各種印刷物の作成および発送作業）
・ボランティアサポーター養成研修、福祉関係講演会などへの参加

4-2 体験談 (1)

中学3年の秋、私はネフローゼを発症しました。それまで野球に打ち込んでいた私は当然のように高校、大学と野球を続けようと考えていて、すでに高校も野球推薦で行くことが決まっていた矢先のことでした。ネフローゼという病名を告げられ、即入院と言われたとき、頭の中が真っ白になり貧血を起こして倒れてしまうほどショックを受けたことを今でもよく覚えています。この初発時の2カ月間の入院生活は、当時の私にとっては特につらいものでした。結局、野球推薦は白紙になり全く状況を受け入れられない中、大量のプレドニン投薬に伴う副作用、お世辞にも美味しいとは言えない塩分ゼロの病院食と、それまで味わったことのないつらさが一気に押し寄せてきた感じでした。

それでもまだ野球を諦め切れなかった私は、通うのが大変な高校であったにもかかわらず途中からでも野球ができる道を残すために、高校野球の古豪である私立高校を一般受験しました。しかし、高校には合格したものの入学してわずか2カ月で再発し、野球を続けるのが難しいことを理解した私は高校を辞めたいと母に申し出ました。母がこの申し出をすぐに受け入れ、編入ができてかつ通うのが楽な高校を探してきてくれたこともあり、9月には新たな高校での学校生活をスタートすることができました。

高校2年の頃からは寛解状態を維持できる期間が増え、運動できる機会も増え始めたこともあり、ようやく日々の生活に充実感を感じるようになりました。工学による医療支援について学べる学科のある大学に行きたいと思うようにもなったのも、この頃です。母は指定校推薦での進学を希望していたようでしたが、指定校推薦の中に私が惹かれる学科がなかったことと、大学が入学に課している試験をちゃんとクリアして入りたいという思いから私は一般受験を選択しました。しかし、高校3年の10月から受験直前の時期に再発を繰り返し、試験の結果は散々たるもので浪人することになりました。それでも浪人の1年間は今思うと、とても貴重な時間でした。現役のときはとにかく余裕がありませんでしたが、このときは受験勉強以外のことをいろいろ考えられるほど時間があり、肉体的にも精神的にも余裕がありました。ネフローゼという病気にちゃんと向き合えるようになってきたのも、将来どんな道に進みたいかがはっきり決まったのも、このときです。

そうして無事、医用工学について学べる第一志望の大学に合格しました。入学当初から将来研究職に就きたいという思いを抱いていたこともあり、私は大学院の修士課程と博士課程にも進学し、結局計9年間の大学生活を送りました。この間、1年2～3カ月ごとに再発は繰り返していましたが、塾講師や家庭教師のバイトをしたり、寛解時にはサークルで思い切り運動をしたりと、やりたいことはできる限り積極的にやりました。大学院博士課程の学位審査の時期（9年間の大学生活で最も苦しく追い込まれた時期）にも再発はしましたが、プレドニンの副作用で眠れないことを逆に論文執筆の助けにして乗り切ることができるほど、この大学在学期間で病気との付き合い方もうまくなりました。大学院修了後は大学の研究員として採用され、まだまだ安定したポストに就けているわけではありませんが、目指していた研究職の道を邁進しています。

この原稿を書くにあたり、これまでのことを思い返して感じたことは、マイナスに捉えられがちなこの病気も、考え方次第ではプラスに捉えられるということです。実際これまで何度も再発を繰り返し、当然健康な人と同じようにはいかず、我慢しなければならない場面もたくさんありました。今でも毎朝、蛋白尿が出ていないか心配になるなど不安はつきまといます。でも、自分がこうしたつらさを味わった分、それまで見向きすらしていなかったことにも目が向き考えを巡らすようになり、野球という狭い世界にばかり目を向けていた病気になる前の自分に比べて、確実に自分の視野は広がったと感じています。また、病気がきっかけで医療支援に興味を持つようになり、まだ駆け出しではありますが医療支援研究に従事する研究者として迷いながらも充実した日々を送ることもできています。これからも今自分にできることを前向きに、そしてひたむきにやっていくつもりです。

最後になりますが、私がこうしたポジティブな考え方や行動力を持つに至ることができたのは、病気が治ると信じて疑わず、常に私にポジティブな言葉を浴びせ続けてきた母の存在があったからだと思います。思い返してみても、母が私の前でネガティブな言葉を発した記憶はほとんどありません。高校を編入したときも大学を受験したときも、多くの場面で母のパワフルな行動力や言葉に救われてきました。この母のサポートなくして今の私はなかったと思っています。この場を借りて母には感謝の気持ちを伝えたいと思います。

杉野貴明（30歳）

4-2 体験談(2)

今回『こどもの腎炎・ネフローゼ』の改訂版が出版されるにあたり、時の経つのは本当に速いものだと感じています。初版に寄稿させていただいてから早7年あまり経ちました。

10歳で発症した娘は31歳になりました。元気に仕事をしておりますが、病は今も娘と共にあります。

医学は日々進歩し、新しい発見もあります。7年前に〝新薬も出てきました〟と書きましたが、それは今では標準治療となってきています。今回、改訂版が出るということは本当に嬉しいことです。専門家ではない私たちにとって、この日々新しくなっていく情報、特にわかりやすい言葉で書かれたこの手引き書は、とても参考になります。初版でも書きましたが、「知る」ということは不安を減らすのです。

私たちの東京「腎炎・ネフローゼ児」を守る会も、年々人手不足により活動が縮小されつつありますが、医療講演・相談会に参加された方が笑顔を取り戻し前向きに希望を持って帰られていく。その姿を見ると、活動していく力が涌きます。続けなくてはと強く思います。それは20年前の自分の姿だからです。

どんなに話を聞いてあげても、助言してあげても、励ましてあげても、病気そのものをなくすことはできません。でも、それに対する捉え方は変えられます。世の中で一番不幸な母親にも、一番頑張っている母親にもなれます。

長く会のお手伝いをしていると、いろいろな親御さんと出会います。病気よりお母さんの精神状態のほうが心配になることもあります。子どもの病気が自分のせいだ、と自分を責めているお母さんもいます。

親は元気でなければなりません。前向きでなければなりません。希望をなくしてはなりません。発症したばかりのお子さんのお母さんには難しいことだと思いますが。だから、みんなと話をするのです。話を聞くのです。愚痴を言ってもいい。泣いてもいい。いろいろな想いをオープンにして、心をリセットして、この病に一緒に立ち向かっていきましょう。

以前はあまりなかったことですが、最近はご夫婦揃って相談会に参加される方が増えてきています。一緒に病気のことを知り、一緒にこれからのことを考える。これはとても大切なことだと、喜ばしい形だと思いました。

また、最近よく取り上げられているのが「移行医療」です。まず小児科にかかりますが、子どもは成長して必ず大人になります。その間にはやっかいな思春期もあります。ずっと小児科へ受診するわけにはいきません。成人の病院へ転院、あるいは同じ病院の別の科へ転科するときが来ます。

娘は昨年、一連の治療をして落ち着いたのを機に、長年お世話になった小児病院から転院しました。小児病院の先生はやさしくて子どもに真摯に向き合ってくれますし、長い年月の信頼関係もありましたから成人病院の先生には戸惑いがあったというのが正直なところですが、「移行」は必要なことと本人が自覚することが大切だと思います。子どもの身体と大人の身体は違いますから、それに対する治療法も違いが出ます。また、大人特有の病気もあります。

腎臓病は長い闘病になることも少なくありません。自立させるために少し親が離れることも必要だと感じました。ずっと一緒に病気と闘ってきたので「その時」というのはとても心配だし、つらいです。転院初日一緒に病院へ行きましたが、診察室の前で中に入りたい気持ちを抑えていました。自分のことをしっかりと説明できるのか、聞くべきことをちゃんと聞けるのか、心配はつきませんが、もう立派な大人です。いつまでも〝一緒〟ではいけないと自分に言い聞かせています。むしろ遅いくらいです。

ありがたいことに、「なんで自分ばっかり」と思う時期は過ぎて「病のある自分が今の自分」と、ありのままの自分を認め受け入れて歩んでくれています。人の痛みのわかる優しい娘です。これも病気になったからこそ気付いたことでしょう。この会でいろいろな情報を得て、いろいろな人と出会ったおかげだと、親子共々感謝しています。

すべての根底に愛情があること、子どもたちが愛されていると感じることが前提ですが、子どもの年齢、成長過程によって愛情のかけ方を変えていくことが必要だと最近感じています。ただ、病気の状態は人それぞれですし、その時々の優先順位も違いますから、すべての人に同じように当てはまるわけではないので、ここは非常に難しいところではありますが……。

考えてみれば、病気が治癒してもしなくても、親から離れて生きていく時間のほうがずっと長いわけですから。

最後に、この会は家族会です。助け合う会です。私たちも皆、病気の子どもを持つ親です。病気のこと以外にも学校のこと、受験、就職、結婚、保険など生活面のこともいろいろな情報があります。経験してきたお母さんたちもいます。今、同じ悩みを持っている方がいるかもしれません。

得られる情報は得、使えるサービスは使い、大切な子どもたちのために少しでもより良い環境で病気に立ち向かわせてあげられるように、一緒にがんばりましょう。

この会が、その一助になることを願っています。

東京「腎炎・ネフローゼ児」を守る会　佐藤三千子

た

な

は

索引《さくいん》

新《しん》 子《こ》どもの腎炎《じんえん》・ネフローゼ ―正《ただ》しい理解《りかい》が希望《きぼう》をはぐくむ

定価（本体 1,600 円＋税）
消費税変更の場合，上記定価は税率の差額分変更になります。

2018 年 11 月 15 日 発行

編　集 ……………………………………………………………………………… 伊藤秀一
発行者 ……………………………………………………………………………… 蒲原一夫
発行所 …………………………………………………………………… 株式会社 東京医学社
〒 101-0051 東京都千代田区神田神保町 2-40-5
編集部 ……………………………………………… TEL. 03-3237-9111　FAX. 03-3237-9115
販売部 ……………………………………………… TEL. 03-3265-3551　FAX. 03-3265-2750
URL: http://www.tokyo-igakusha.co.jp　E-mail: hanbai@tokyo-igakusha.co.jp　振替口座 00150-7-105704

印刷・製本／三報社印刷
乱丁，落丁などがございましたら，お取り替えいたします。

ISBN978-4-88563-702-5 C3047 ¥1600E